¿ENFERMO YO... PERO POR QUÉ?

Christian Flèche y Claire Flèche

¿ENFERMO YO... PERO POR QUÉ?

El sentido de las enfermedades desvelado a los jóvenes

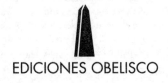
EDICIONES OBELISCO

Si este libro le ha interesado y desea que le mantengamos informado de nuestras publicaciones, escríbanos indicándonos qué temas son de su interés (Astrología, Autoayuda, Ciencias Ocultas, Artes Marciales, Naturismo, Espiritualidad, Tradición...) y gustosamente le complaceremos.

Puede consultar nuestro catálogo en www.edicionesobelisco.com

Colección Salud y Vida natural
¿ENFERMO YO... PERO PORQUÉ?
EL SENTIDO DE LAS ENFERMEDADES DESVELADO A LOS JÓVENES
Christian Flèche y Claire Flèche

1.ª edición: abril de 2014

Título original: *Moi, malade, mais pourquoi?*

Traducción: *Pilar Guerrero*
Maquetación: *Natàlia Campillo*
Corrección: *M.ª Jesús Rodríguez*
Diseño de cubierta: *Enrique Iborra*

© 2010, *Le Souffle d'or*
(Reservados todos los derechos)
© 2014, Ediciones Obelisco, S. L.
(Reservados los derechos para la presente edición)

Edita: Ediciones Obelisco, S. L.
Pere IV, 78 (Edif. Pedro IV) 3.ª planta, 5.ª puerta
08005 Barcelona - España
Tel. 93 309 85 25 - Fax 93 309 85 23
E-mail: info@edicionesobelisco.com

Paracas, 59 C1275AFA Buenos Aires - Argentina
Tel. (541-14) 305 06 33 - Fax: (541-14) 304 78 20

ISBN: 978-84-15968-53-5
Depósito Legal: B-8.247

Printed in Spain

Impreso en España en los talleres gráficos de Romanyà/Valls, S. A.
Verdaguer, 1 - 08786 Capellades (Barcelona)

INTRODUCCIÓN

Un día, mi hija Claire, adolescente, me pidió que le explicara el porqué de los síntomas físicos de los que adoleció en un momento u otro de su vida. Así, durante toda una velada, adapté mis explicaciones a su solicitud y su edad, concentrándome en las dolencias, preocupaciones y el lenguaje propios de la adolescencia. Tras haber charlado largo tiempo juntos, se dio cuenta que nadie había escrito nada sobre descodificación biológica adaptada a niños y adolescentes; entonces, por primera vez, comprendió mucho más claramente mis explicaciones que en mis libros publicados y mis seminarios. Fue de ese modo como mi hija tuvo la idea de que escribiera un libro explicando el sentido de las enfermedades a los jóvenes, a los niños y a los adolescentes. En nombre de mis futuros lectores y lectoras, doy las gracias a mi hija Claire.

◉ ◎ ◉

En el capítulo «Principios básicos» te explicaré lo que nos pone enfermos. Pero sólo serán hipótesis que vendrán tras un diagnóstico y un tratamiento médico.

En el capítulo «Las enfermedades físicas», te presentaré, por orden alfabético, la mayoría de las dolencias que más afectan a niños y adolescentes. Cada enfermedad se presentará de la siguiente manera:

☆ una corta definición de la dolencia,

☆ frases que uno se dice inconscientemente (que crean el síntoma) y que expresan la emoción propia de cada enfermedad,

☆ ejemplos varios.

En los capítulos siguientes, encontrarás pistas para explorar dificultades y problemas de aprendizaje, en la escuela, como la anorexia o el pánico ante las evaluaciones.

El capítulo «¿Y los bebés?» tratará de los niños muy pequeñitos, con las dolencias más frecuentes que afectan a los lactantes y otras que también pueden aparecer a esa edad.

Luego seguirá un capítulo de ejercicios concretos y prácticos que se llama «Y ahora que sé por qué estoy enfermo ¿qué hago?». Te ayudará, complementando tus tratamientos médicos, a dialogar con la enfermedad y, quizás, a acelerar su trasformación.

En el capítulo «¿Qué hacer para enfermar lo menos posible?», te ayudaré a prevenir una nueva enfermedad y a tener una actitud correcta que te permita mantenerte sano el mayor tiempo posible.

En la última parte, te propongo una serie de libros y películas que te permitirán seguir tu exploración sobre el sentido de la enfermedad.

PRINCIPIOS BÁSICOS

Tras múltiples experiencias e investigaciones, sabemos que todas las enfermedades tienen una razón, un sentido, por poco que nos interesemos en lo que estamos viviendo realmente en nuestro interior. Vistas desde fuera, las enfermedades no tienen nada de lógico. Por ejemplo, estás tan tranquilo en clase y pillas un buen trancazo, una gripe. ¿Pero por qué la pillas tú y no el de al lado? Aunque muchos compañeros se pongan enfermos, aunque sepas que estás entre la mitad que han caído ¿por qué la otra mitad sigue sana? ¿Por qué eres tú el que se ahoga con esa tos horrible? Para colmo, si en la clase caéis cinco, cada uno tiene sus síntomas personales. Tú, por ejemplo, puedes tener fiebre, pero tu compañera de al lado no tiene; ella lo que tiene son ganas de vomitar; el otro está cansadísimo como si lo hubieran apaleado, mientras que el quinto tose y esputa, mientras que tú estornudas. Así ¿qué explicación tiene todo esto? ¿Por qué enferman unos y los otros no? ¿Y por qué los que se ponen enfermos de lo mismo, enferman de manera diferente aun compartiendo el mismo virus?

Estas respuestas interesan para recuperar la salud y enfermar lo menos posible.

Opino que toda enfermedad se desencadena por lo que yo llamo un mal rollo, un conflicto. Tenías previsto salir a divertirte y al final no puedes, sea porque tus padres no te dejan o porque el plan se ha anulado o lo que es peor, se olvidan de ti y no te llaman. Sea lo que sea, te ves ahí, solo, con tu frustración y completamente contrariado, sin nadie para charlar y, encima, no sabes exactamente lo que sientes; ¿es cabreo, tristeza o apatía? ¿O es una mezcla de todo eso? Es éste el tipo de acontecimiento que busco como punto de partida de toda enfermedad: **UN MAL ROLLO**, o sea, una contrariedad, un conflicto, un choque, un desconcierto, un instante totalmente imprevisto que te pilla desprevenido, que te corta el rollo, te hunde en la miseria o te asusta.

> EN UN MOMENTO MUY PRECISO,
> UN ACONTECIMIENTO IMPREVISTO PROVOCA
> UNA INTENSA EMOCIÓN EN TI.

Con una emoción no se sabe muy bien qué hacer; cuando se es muy joven no se encuentran las palabras, falta vocabulario para expresar con exactitud lo que se siente. Para distinguir la angustia de la aprensión, para matizar entre desánimo, despecho, tristeza o enojo. A veces pienso que nos ponemos enfermos por falta de vocabulario, por carecer de las palabras concretas, de lenguaje suficiente para decir lo que estamos viviendo por dentro. Además, hay veces en que tampoco tenemos a nadie para contárselo...

Ahora sabemos que todos aquellos que saben identificar mejor sus sentimientos y emociones son mucho más exitosos en su vida sentimental, amistosa, escolar y demás.[1]

Así que, para cada dolencia, te propongo que escribas un VOCABULARIO EMOCIONAL para que puedas poner nombre a lo que pasa dentro de ti.[2] Porque no saber hablar de lo que pasa es lo que pone realmente enfermo. No ser invitado a una fiesta es desagradable, pero lo peor es no poderle contar a alguien: «¡Estoy hasta las narices!», «¡Echo fuego!», «Estoy hecho polvo» o «Estoy más solo que la una». Es lo peor de todo, guardarse las cosas dentro:

★ ya sea porque estás realmente solo

★ ya sea porque no sabes cómo hablar del tema

★ ya sea porque no tienes a nadie para contárselo

O incluso por alguna otra razón.

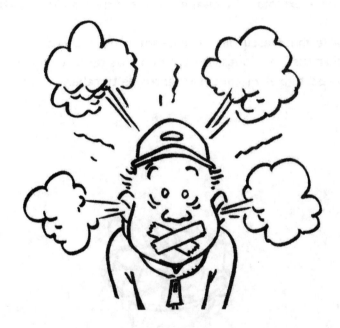

Y cuando los adultos, más tarde, se ponen enfermos o van a psicoterapia, nueve de cada diez descubren un trauma en su adolescencia o en su infancia. Esos traumas no son más que momentos dramáticos que no supieron expresar para desahogarse, situaciones que les provocaron sufrimiento, episodios que los hirieron. Sin embargo, la gente mayor tiene tendencia a creer que lo que a uno le pasa de pequeño o de jovencito no tiene la menor importancia, que son tonterías: un cero en mates, el hámster que se te muere, un fin de semana horroroso en casa de una tía-abuela, un bofetón de tu madre, cambiarse de casa y perder a los amigos de siempre; no, eso no parece importante, pero para quien lo sufre sí lo es, y el niño mete todo sus sufrimientos en una mochila con una caja de pañuelos (esos pañuelos que han sido nuestros únicos confidentes y que han secado nuestras lágrimas)[3] y luego ya no piensa más en ello, cree que ya ha pasado el mal trago, que se pasa a otra historia y punto. Pero la realidad es otra diferente, cada drama vivido es como una bomba enterrada en el suelo que puede explotar si la pisamos veinte o treinta años más tarde.

Por lo tanto, escuchar tus enfermedades, escuchar tu cuerpo, escuchar tus emociones, te permitirá, más tarde, conocer mejor tu cuerpo, tu piel y lo que hay dentro de tu cabeza.

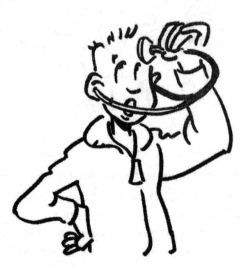

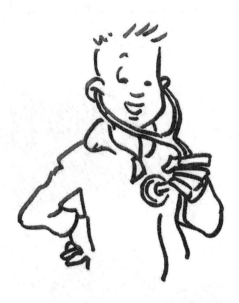

En resumen, para mí, toda enfermedad empieza con un acontecimiento que te cae del cielo cuando menos te lo esperas, provocándote una emoción intensa que guardas en tu interior. Dicha emoción es como un animal que dejamos en casa cuando nos vamos de vacaciones. Nosotros nos vamos para distraernos pero ese animal, ese lobo o ese tigre o esa rata, causará todos los destrozos que le dé la gana en nuestra ausencia. Roerá los cables, destrozará los muebles y dejará cacas por toda la casa. Una emoción tragada, guardada dentro de sí, sin expresarla, sin desahogarse de algún modo, es comparable a un animal salvaje y destructivo. El animal destroza la casa y la emoción destroza el cuerpo. ¿Por qué? Porque una emoción, como un animal salvaje, tiene necesidad de salir. Por eso a tanta gente le gusta bailar, tocar música, hacer deporte, teatro y un montón de cosas más. Es una forma de dar salida a las emociones que hierven dentro de la cabeza. Pero cuando no se hace es como un dolor de muelas, aparecen las anginas o cualquier otro problema como medio de expresión para que salgan las emociones angustiosas.

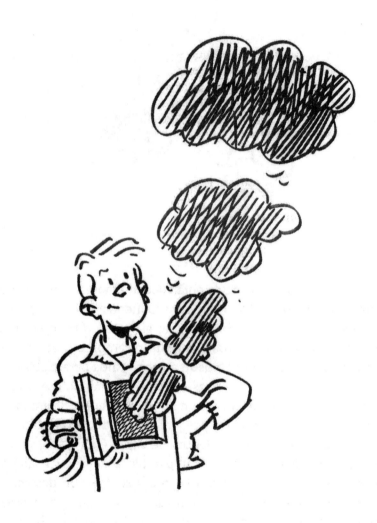

Emociones hay muchas, tantas como estilos de música, de baile, de deportes. Está la música rap, la tecno, el metal, el pop, el jazz, la música clásica, el barroco… Hay centenares de estilos musicales. Y cada estilo es como una emoción particular. Hay música triste como el blues, otra divertida como la salsa, hay música energética como el metal; del mismo modo podemos practicar actividades suaves como la danza o más agresivas como el karate o el boxeo. Las enfermedades son también como la música; cada una expresa una emoción precisa. La música clásica no se parece al metal y el metal no se parece al rap. Cada enfermedad deriva de un tipo de emoción: el eczema sale cuando te sientes solo; el dolor de muelas cuando estás agresivo (cuando tienes ganas de morder y no puedes)...

Cada vez que el profe te hace salir a la pizarra, si tus padres se divorcian, cuando tu hermano te quita algo o te rompe alguna cosa, en cada uno de esos momentos tienes una emoción: a veces es rabia, a veces miedo, a veces tristeza y puedes ponerte enfermo. Esa emoción es siempre única y especial. La rabia no es miedo y el miedo no es tristeza.

Según el tipo de emoción que sientas sonará más a blues o a punk. Del mismo modo, según sea la emoción, se manifestará en tu cuerpo con un dolor de muelas, con anginas o con asma.

De este modo **el acontecimiento, según su emoción, se convierte en tal o cual enfermedad**. Si te sientes desplazado en una situación social, tendrás un problema de piel; si te sientes poco valorado por tu entorno, tendrás un problema de huesos.

LO IMPORTANTE NO ES EL ACONTECIMIENTO SINO LA FORMA EN QUE TÚ LO VIVES.

Por eso todos nos ponemos enfermos: porque vivimos acontecimientos que despiertan en nosotros una emoción y ésta se nos queda dentro; al no poder salir, se expresa en forma de enfermedad o dolencia. Y según el tipo de emoción, la patología será de un tipo o de otro.

No estoy diciendo que las emociones sean algo malo, de ninguna manera, al contrario. Las emociones ponen sal y pimienta a la vida, colorean nuestra existencia. Ver una buena peli en blanco y negro es mucho más soso que verla en color, con todos los efectos especiales. Claro que cuando los colores son demasiado fuertes, si se ponen fluorescentes, podemos acabar con dolor de cabeza.

La emoción es como una ola que recorre todo el cuerpo y que lleva mensajes a todas las células del organismo. Coge un paño y sostenlo con las manos; si chocas con algo verás que se produce una onda que recorre el paño de arriba abajo. Si luego pones un libro grande, la onda no recorre nada porque la bloquea una perturbación. Así, cuando la emoción es demasiado fuerte y no consigues expresarla, es como si pusieras un libro grande sobre el paño, de manera que no se escapen las ondas.

◉ ◎ ◉

Evidentemente, eso ya lo sabes, hay que ir al médico y tus padres seguramente insisten en que vayas cuando tienes algún problema de salud, pero este libro te va a permitir completar la medicación que te prescriban y, seguramente, te ayudará a no ponerte malo a menudo, resolviendo muchos problemas sin necesidad de ir a un psicoterapeuta.

¿Cómo? Simplemente aprendiendo a conocerte y respetarte. Del mismo modo que aprendes historia, deportes, bailes, música, a usar un ordenador o a utilizar un programa. A tu edad estás acostumbrado a aprender un montón de cosas. En este caso se trata de que aprendas a reconocer tus emociones. Tu cuerpo es mucho más potente que un ordenador, tiene muchísimos programas de los que ignoras su existencia.

UNA FORMA DE HACER BIEN LAS COSAS,
DE «DAR CARPETAZO» A LOS ASUNTOS,
CONSISTE EN CONTACTAR
CON LAS PROPIAS EMOCIONES
Y VIVIRLAS INTENSAMENTE.

---

❶ Para empezar, aprende a reconocer tus emociones a partir de lo que pasa en tu cuerpo.

☆ Tiemblas.

☆ Tienes frío o, de repente, tienes un sofocón porque todo el mundo te está mirando.

☆ Las piernas te fallan.

☆ Se te pone un nudo en el estómago porque alguien te ha hecho una reflexión.

☆ Tienes las manos sudadas.

☆ ...

TODAS ESAS SENSACIONES TE INDICAN QUE ESTÁS EXPERIMENTANDO UNA EMOCIÓN INTENSA EN ESE MOMENTO.

Cuando se tiene calor y uno se siente «hirviendo» a menudo tiene que ver con la vergüenza y la timidez. En otras ocasiones se trata de ira. El nudo en el estómago o en la garganta suele ser cosa del miedo, la angustia y la inquietud. Cuando se tiene frío suele ser porque nos sentimos solos.

Seguro que sabes experimentar todas esas sensaciones pero eso no basta; conocer las palabras adecuadas te permitirá moverte hacia el cambio de estado, hacia una trasformación.

En ninguna parte te han enseñado a sentir emociones. Te enseñan mates, lengua e historia, pero no te enseñan a conocerte a ti mismo ni a escucharte. Seguramente es más fácil ir a la Luna o al fondo del mar o a la cima del Everest que ir a tu propio interior. Y ésta es la aventura que te propongo, si estás listo para ello.

¿Conoces esas sensaciones que he comentado? ¿Las has experimentado sin saberlas expresar para liberarte de ellas?

Abatido	Aletargado	Deprimido
Acabado	Amargado	Derrotado
Acorralado	Angustiado	Hundido
Agobiado	Apático	Nervioso...
Agresivo	Atónito	

En este libro vas a encontrar una lista mucho más grande, llena de numerosas emociones, y un ejercicio para utilizarlas en tu favor.

De esta manera, cuantas más palabras conozcas para definir exactamente tus emociones, más podrás reconocerlas en ti, porque:

> **SÓLO SE RECONOCE
> LO QUE YA SE CONOCE.**

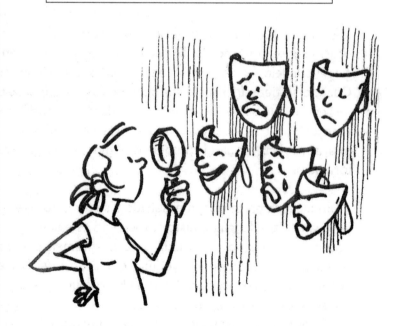

● ○ ●

2 En segundo lugar, una vez que hayas reconocido las emociones que te embargan en un momento dado, la mitad del trabajo estará hecho.

Podrás expresar con exactitud lo que sientes, hablarlo, gritarlo o murmurarlo. Incluso escribirlo en un trozo de papel, en un diario, hacer un poema o una canción, pintar un cuadro o explicarlo en un chat. Sea lo que sea, esa emoción tiene que salir de tu cuerpo, de tu cabeza, de tu corazón, de tus tripas. La decisión es tuya: o lo sacas con palabras, música o lo que sea, o bien pillas un catarro o una diarrea. ¿Qué escoges?

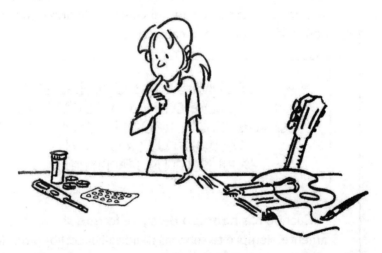

En muchas ocasiones cuesta hablar de uno mismo, de lo que siente, es un tema delicado. Ni que decir tiene que no estás obligado a contarle a nadie tu vida, si no te apetece. Hay que tener claro la gente a la que no le importa nuestra intimidad. Basta con tener un buen amigo, una persona confidente o dos, con el que puedas pasar algunos ratos en privado. Cuando te sinceres con alguien deberías emplear el verbo «sentir» y no limitarte a decir lo que «piensas» porque lo que **pienses de los demás** no sirve de gran cosa. Decir «este tío no vale para nada», «aquélla es muy rara» o «ése es un borde» no sirve de nada.

> ## HABLAR DE LOS DEMÁS NO SIRVE DE NADA, HABLAR DE UNO MISMO ES BENEFICIOSO.

◉ ○ ◉

3 En tercer lugar, decir lo que **opinas** no le sirve de nada a tu cuerpo. Dentro de tu organismo, lo que afecta son las emociones, no las opiniones. Decir algo como «ese chico no me parece interesante» te aportará mucho menos que decir «me siento traicionado» o «estoy muy cabreado». Las emociones están por todo el cuerpo, mientras que las opiniones sólo están en la cabeza.

> ## HABLAR DE TUS OPINIONES NO LE SIRVE DE NADA AL CUERPO; LO QUE EL CUERPO NECESITA ES QUE SAQUES TUS EMOCIONES Y EXPRESES TUS SENTIMIENTOS.

Cuando has **hablado de ti, de lo que sientes** verdaderamente, siempre te sentirás mejor, aliviado, liberado del mal rollo. Alguna cosa pasa dentro de tu organismo y te sientes mucho mejor. Ése es el signo de que has expresado lo que te estaba afectando, de que te has desahogado. Si explicas cómo te sientes y sigues percibiendo malestar, continúa hablando de ello, tanto tiempo como sea necesario hasta que te sientas mejor, hasta que te sientas descansado, más alegre o, al menos, más relajado.

Bueno, ahora me parece que ya estás preparado para saber lo que se esconde detrás de cada dolencia.

¡Ah sí! Para acabar: no sólo funcionas así tú. Todos tus amigos, compañeros y familiares funcionan del mismo modo.

Si quieres ayudarlos en los malos momentos, si eres realmente un buen amigo, lo mejor que puedes hacer es esto:

CUANTO MÁS EXPRESES TUS
SENTIMIENTOS, MÁS ENERGÍA NEGATIVA
MANDAS AL EXTERIOR Y MENOS TE
QUEDA DENTRO.
TODO LO QUE SE EXPRESA
NO PUEDE IMPRIMIRSE.

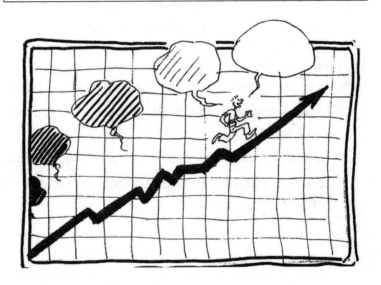

Ese comportamiento es muy legal porque nos permite expresarnos libremente, con confianza, sobre una de las cosas más importantes en nuestras vidas: las emociones.

Un terapeuta o un buen amigo son como un jardinero que crea las mejores condiciones para que broten las flores, para que los árboles den frutos, para vivir la vida, para cambiar lo que sea preciso...

> ESCUCHA A LOS DEMÁS[4] PARA
> QUE PUEDAN DECIRTE, TAMBIÉN ELLOS,
> LO QUE SIENTEN POR DENTRO, LO
> QUE SIENTEN EN LAS TRIPAS,
> EN LA GARGANTA, EN LAS RODILLAS;
> DEJA QUE TE EXPLIQUEN CUÁL ES EL ANIMAL
> SALVAJE QUE LOS ESTÁ DESTROZANDO.

● ○ ●

En la parte del libro que sigue, te vas a encontrar con una lista alfabética de patologías y dolencias con sus síntomas relacionados.

☆ Una definición simplificada del síntoma desde el punto de vista biológico.

☆ La descodificación de la emoción asociada al síntoma.

☆ Ejemplos que ilustran la descodificación biológica del síntoma.

LAS ENFERMEDADES FÍSICAS

ACNÉ

Se trata de granos en la piel, a menudo en la cara, aunque pueden salir en la espalda y en otros lugares del cuerpo. Esos granos están en el límite de la dermis.

Al principio parecen pequeños granitos de arroz, casi imperceptibles, pero luego van creciendo, se trasforman en bolas rojas inflamadas, con la punta blanca por la grasa que aflora a la superficie.

FRASES EMOCIONALES CONFLICTIVAS:

✓ Con este careto ni me reconozco.

✓ Me he vuelto realmente feo.

✓ Soy feo, sin el menor atractivo, doy asco.

✓ Ya no tengo carita de niño/a, pero tampoco de hombre/mujer.

✓ Se burlan de mí en mi propia cara.

✓ Me siento agredido por mi propia imagen, por los comentarios de la gente, por las burlas, porque me sale un bigotillo ridículo, porque se me ha puesto una nariz enorme… No gusto a la gente y tampoco me gusto a mí mismo.

✓ Me siento vulnerable por mi imagen.

✓ Ya no sé ni quién soy.

✪ **EJEMPLOS:**

Una niña adolescente, que está en tercero de ESO, se encuentra en el patio con **su hermana mayor, que es guapísima y todos los chicos le van detrás;** se siente horrenda al lado de su hermana y ésta, como siempre, se mete con ella cruelmente: «Menudo feto estás hecha ¿pero tú has visto el cabezón que tienes?», a lo cual ella nunca responde.

Una jovencita bajo toda la presión hormonal de su edad, con unos pechos incipientes y los chicos que se burlan de ella por tenerlos demasiado pequeños o demasiado grandes, por sus granos, por todo su aspecto, se siente agredida, despreciada, y le saldrán más granos (en el escote, por ejemplo).

Un chico adolescente, cuya nariz crece de repente y su madre se lo recuerda casi a diario, acabará con granos después en la nariz.

ACÚFENOS

Se trata de ruidos que oímos dentro de la cabeza, aunque fuera de ella no existen, por mucho que nuestras orejas parezcan oírlos. Pueden ser sonidos agudos o graves, pueden producirse de vez en cuando o todo el tiempo.

FRASES EMOCIONALES CONFLICTIVAS:

1.ª posibilidad: El ruido o la presión aumentan los acúfenos:

✓   Me siento **presionado.**

✓   Estoy tenso.

✓   No soporto más la presión exterior, me oprime, me asfixia.

2.ª posibilidad: El silencio aumenta los acúfenos:

✓   **El silencio es insoportable,** me recuerda a la muerte.

✓   Prefiero el ruido al silencio, que me recuerda a la ausencia.

❂ **EJEMPLO:**

Una chica de veinte años vuelve del cementerio; su padre ha muerto, ella lo adoraba, jamás volverá a oír su voz. Su padre, apicultor, se ocupaba de las abejas y, a partir del entierro, ella no dejaba de **oír el zumbido** de las abejas en su cabeza. Es un truco de su cerebro para sentirse cerca de su padre, como si estuviera vivo, junto a ella.

ALERGIAS

Las alergias son un buen ejemplo de las dolencias que ilustran las hipótesis planteadas en esta obra. ¿Qué es una alergia? Es una **reacción del organismo** (una enfermedad, un síntoma) a un elemento externo al que llamamos alérgeno como, por ejemplo, las plumas, el polvo, el polen o los ácaros. Pero hay un tercer elemento que entra en juego para que se produzca una alergia: la noción de primera vez. Es importante entender que la alergia puede aparecer a cualquier edad (con diez, quince, cincuenta años...).

Por ejemplo, un individuo de quince años empieza a sufrir un eczema como reacción alérgica al **pelo de caballo.** Hasta entonces, esa persona había practicado equitación sin problemas, pero un buen día, repentinamente, se levantó de la cama rascándose y con los ojos como dos tomates. Reuniendo esos tres elementos podemos buscar cuál ha sido el desencadenante que ha originado la alergia (enfermedad – alergia – fecha de aparición).

El síntoma lleva a la emoción. Si me rasco es porque me veo separado de algo que me gustaba o me producía placer. Por ejemplo, a nivel de ojos = apartado de la mirada de alguien; eczema en las orejas = separado de la voz de alguien. En lo que respecta al alérgeno propiamente dicho, nos informa del drama, del trauma, del acontecimiento que nos ha fastidiado o contrariado. Eso significa que, en el momento del trauma, ese elemento estaba presente.

Yo tenía un gato al que quería mucho y, cuando tenía quince años lo perdí: se fue de casa y nunca regresó. Perdí contacto con su pelo. Tiempo más tarde volví a entrar en contacto con pelo de gato e inconscientemente mi cerebro recordó el trauma de haberme separado de mi gato. Aunque yo no me diera cuenta, mi cuerpo recordó el drama de haberme quedado sin el gato. A partir de ese momento, me sale un eczema cada vez que entro en contacto con pelo de gato. Mi eczema me dice: «te sientes solo», «has perdido algo que querías mucho».

Otro ejemplo: desde los dieciocho años, a una chica le lloran los ojos cada vez que los cipreses polinizan. ¿Qué pasó el año antes de que desarrollara esa alergia al polen de ciprés? Su novio, del que estaba muy enamorada, le dijo llorando: «Mi padre cambia de curro y nos tenemos que mudar». Ella estaba destrozada pero para no hundir a su novio más aún, disimuló y se tragó su pena, sin llorar ni quejarse, animándolo. Le dijo: «No pasa nada, hablaremos cada día y nos veremos en vacaciones». Pero lo que estaba sintiendo por dentro era «no lo voy a ver más, lo estoy perdiendo. Puede que hable con él cada día, pero no lo veré». Esta escena tuvo lugar en primavera, cuando el polen de los cipreses está flotando por el aire en todas partes, también con la pareja cuando estaban deshechos. El año anterior ella no tenía alergia; dos años antes tampoco; el mismo año de la separación tampoco, pero al año siguiente a la separación, cuando volvió el polen, su subconsciente (su cuerpo biológico) recordó el mal trago del año pasado y relacionó polen con la separación y la tristeza vivida. Recordemos que su amargura no salió al exterior, se la tragó toda para no entristecer más al novio. Así, sus ojos empezaron a llorar y a picarle por culpa del polen de ciprés; el polen es como una especie de esperma de árbol; es fácil establecer una relación simbólica con su novio. Los cipreses le recuerdan: «**Estabas tan cerca** y, ahora, tan lejos de él...».

Otro ejemplo es el de una adolescente que adora los caballos pero, a los dieciséis años, no puede acercarse a ninguno porque le pica todo. ¿Qué pasó? Algunos meses antes, mientras montaba sola por el campo, bajó del caballo a requerimientos de un hombre, el cual la atacó vulgarmente tocándole los pechos. Ella se vio entre el caballo y el atacante. Su cerebro relacionó el contacto con el pelo de caballo y la mala experiencia. Había querido salir corriendo pero se vio atrapada entre su caballo y el del atacante, de modo que se sintió paralizada e indefensa.

Así que si te sale una alergia debes preguntarte:

1. ¿Desde cuándo?
2. ¿A qué sustancia tienes alergia?
3. ¿Cuáles son los síntomas?

Luego te preguntas: «Antes de tener el primer brote de alergia ¿cuándo estuve en contacto con ese alérgeno? ¿Fue hace un mes, dos meses, tres meses, un año antes?». Pregúntate si ese síntoma quiere decir que sentiste miedo (sinusitis, asma, laringitis, edema de Quincke) o aislado (eczema), frustración y falta de afecto (picores), molestias por un contacto no deseado (quemazón, picores ardientes en la piel). Después, una vez localizado el episodio donde se desencadenó la alergia, con su correspondiente alérgeno presente, ya sea física o simbólicamente, recuerda la emoción precisa que experimentaste en ese momento y corre a hablarlo con alguien de confianza para liberarte de esa historia, de esa emoción y seguir con el tratamiento médico (si lo hubiera) observando los cambios operados en el organismo. Al final, si quieres, puedes mantenerme al corriente enviando un mail a mi editor, que me trasmitirá tu experiencia, así podré aprovecharla para mi próximo libro.

⦿ ◎ ⦿

ALOPECIA, PÉRDIDA DE CABELLO

Es un problema de pérdida de vello o cabellos, por placas, en la piel o en el cuero cabelludo. En casos extremos, no sólo se cae todo el vello corporal y el cabello, sino que nunca vuelve a crecer y la persona se queda como un bebé, sin protección alguna.

FRASES EMOCIONALES CONFLICTIVAS:

✓ Me siento **separado** de alguien muy importante para mí. Puede ser que mi madre se vuelva distante, que vuelva a trabajar, que se vaya de casa, y yo necesite desembarazarme de todo para sentir mejor su contacto en mi piel.

✓ He perdido mis raíces: una abuela, mi lugar de origen... Pierdo mis raíces y sufro mucho por ello.

✓ No quiero protegerme ni aislarme, rechazo toda forma de distanciamiento.

✪ **EJEMPLOS:**

Un **joven asiático** tuvo que irse con toda su familia a Europa porque trasladaron a su padre en el trabajo. El chico se siente completamente desarraigado, no conoce a nadie y se ve separado de su tierra y de su gente.

Una adolescente pierde el cabello abundantemente tras la muerte de su abuela. Era ésta quien **la peinaba** y le tocaba el pelo.

Un adolescente tiene algunas zonas peladas, donde no crece pelo alguno. Si se deja la barba, le quedan calvas completamente desprovistas de pelo. Esto le pasa desde que su novia lo dejó. Las calvas son el recuerdo de **donde ella lo besaba** cuando se encontraban.

⊙ ◎ ⊙

ANEMIA

Se trata de una enfermedad que afecta a la sangre, concretamente a los glóbulos rojos. El cuerpo fabrica menos glóbulos rojos de los necesarios, o bien los destruye. Los glóbulos rojos sirven para vehicular el oxígeno, la vida, de los pulmones a todas las células.

FRASES EMOCIONALES CONFLICTIVAS:

✓ Tengo la sensación de ser una molestia.

✓ Me siento de más en mi propia casa.

✓ Siento como si vivir yo significara que otro no puede vivir por mi culpa.

✓ Preferiría morir para no molestar.

✪ EJEMPLO:

Un niño queda impedido y resulta una carga para toda su familia. Se siente de más y quisiera desaparecer, morir, para no ser una molestia para todos.

⊙ ◎ ⊙

ANGINAS

Se trata de una inflamación e infección de las amígdalas, que se encuentran al fondo de la garganta.

Suelen acompañarse de fiebre, de dolor y de ganglios grandes; hay que ir al médico en estos casos.

FRASES EMOCIONALES CONFLICTIVAS:

✓ Me gustaría vivir algo agradable pero no sé si voy a poder.

✓ Me gustaría pasar el fin de semana con mi novio, quisiera ir a la fiesta del miércoles pero no tengo permiso de mi madre; tendré que esforzarme mucho para que me deje ir, tendré que ser el mejor en clase, tendré que hacer algo para conseguirlo pero nada me asegura que vaya.

✪ IMPORTANTE:

Algunos niños y jóvenes padecen anginas crónicas, periódicamente, y no consiguen curarse. Para evitar dicha cronicidad hay que comprender qué es lo que las desencadena, qué tipo de acontecimiento se repite continuamente antes de cada episodio de anginas.

En presencia de anginas, te propongo buscar qué es lo que pasa justo antes de que salgan. ¿Qué habías querido tener y no conseguiste? Puede que se trate de un buen resultado en clase, puede que sea una chuche, pasar una noche en casa de un amigo o cualquier cosa que te apeteciera, que no consiguieras y que te provocara un estado de angustia, de inquietud, de ansiedad. Algo por lo que pienses, quiero tal cosa pero no estoy seguro de conseguirla porque seguro que se me escapa.

✪ HECHO PARTICULAR:

Las anginas dolorosas, inflamadas, infectadas e importantes suelen desaparecer cuando desaparece el conflicto, cuando desaparece la emoción negativa,

✓ sea porque se consigue lo que se quiere,

✓ sea porque la cosa en sí no tenía importancia y se olvida,

✓ sea porque estamos seguros de que no conseguiremos lo que queremos y lo dejamos pasar: ya no se sufre por no conseguir lo que estamos seguros de no lograr.

Un adolescente tenía anginas cada vez que un compañero de la escuela lo invitaba a una fiesta de cumpleaños. A menudo, durante la semana, hablaba con su madre: «Fulanito me ha invitado a su fiesta» e invariablemente su madre respondía: «Pues claro, si tu padre está de acuerdo, si arreglas bien tu cuarto, si haces todos los deberes, si tengo tiempo de llevarte y si no te pones enfermo». Cuando llegaba, por fin, el sábado por la tarde y tenía todos los permisos, por culpa del estrés que pasaba durante toda la semana para portarse impecablemente bien y hacer todas sus tareas perfectamente, le subía la fiebre, le entraba dolor de garganta y se quedaba sin fiesta, sin fin de semana y metido en la cama. Al final sabía que, aunque le dieran permiso, nunca podría ir a ninguna fiesta porque siempre se ponía malo de anginas.

En esta historia vemos muchos puntos de interés en relación a otras enfermedades, como el acné, por ejemplo. Esta dolencia era, posiblemente, una fuente extra de estrés con emociones asociadas como ira, resentimiento, etc. La emoción negativa desencadena enfermedades y se cierra un círculo vicioso. Con el acné, por ejemplo, uno se siente feo, se estresa ¡y le salen más granos!

ANGIOMA

Se trata de un suplemento de los vasos sanguíneos en alguna parte del cuerpo. Su función es la de aportar elementos positivos y eliminar todo lo que hay de negativo en una persona.

FRASES EMOCIONALES CONFLICTIVAS:

✓ Necesito proteger esa parte de mi cuerpo.

✓ Quiero que esa parte mejore, para tener buena salud.

✓ Hay algo en esa parte de mi cuerpo que me molesta, que no me gusta, que quiero eliminar.

✓ Estoy nervioso por esa zona de mi cuerpo, necesito hacer alguna cosa al respecto.

⭐ **EJEMPLOS:**

Una adolescente presenta un angioma en la cara. Le parece que, cuanto más mayor se hace, **más se parece a su madre**. Ahora es una adolescente y su cara se está trasformando. Quisiera que nada en su cara recordase a su madre, no quiere reconocer ningún parecido con su madre.

Angioma en el hígado: La señorita X tiene miedo de tener una enfermedad en el hígado y sólo piensa en estar sana y que su hígado no tenga defecto alguno.

APENDICITIS

El apéndice es una parte del intestino que, en ocasiones, se inflama, denominándose «apendicitis». Esta parte se encuentra en la parte derecha del vientre.

FRASES EMOCIONALES CONFLICTIVAS:

✓ Me han hecho una putada, una marranada, me han estafado y ahora no sé cómo reaccionar ni qué hacer.

✓ El que me ha hecho esto es un cabronazo, un cerdo. Hasta me daba miedo no saber cómo defenderme de este tipejo.

✓ Tengo derecho a llevar algo de dinero en el bolsillo, pero en casa me lo niegan, es una putada.

✓ Tengo derecho a gozar de cosas buenas.

✓ Me han castigado y se han pasado, no había para tanto; no puedo apelar ni defenderme…

Una niña se sentaba en la primera fila de la clase pero un niño del fondo se metía con ella. La maestra decidió cambiarles el sitio y puso al niño a primera fila, mandando a la niña a la última. La niña no podía quejarse pero le parecía muy injusto verse en la última fila por culpa de ese niño imbécil. Aunque no era un castigo, lo vivió como si lo fuera; se sintió arrinconada sin haber hecho nada malo y, rápidamente, sufrió una apendicitis.

Un chico estaba creciendo y pidió en casa que le aumentaran la paga semanal, pero sus padres le dijeron: «No te lo mereces». A él le pareció una injusticia sin sentido. Llevar calderilla en el bolsillo era tan normal como necesario a su edad, no se trata de merecerlo sino de necesitarlo en la vida cotidiana.

ASMA

Se trata de la dificultad para respirar; puede ser para inspirar aire, que no parece poder entrar, o bien para exhalarlo. Puede tratarse de asma real o de apnea laríngea.

Esta dificultad para respirar es muy angustiosa y, a veces, se le añade bronquitis, fiebre y otros síntomas.

FRASES EMOCIONALES CONFLICTIVAS:

✓ El espacio que necesito no es el que me imponen, no me sirve y no lo quiero.

✓ Me gustaría tener una **habitación grande y luminosa,** con una buena ventana; también quisiera tener un sitio para mí, que oliera bien.

✓ Quiero tener unas vacaciones al aire libre pero me lo impiden. Me meten en un espacio ridículo, con el aire viciado, me tienen encerrado, confinado, rodeado de tensión, como a Harry Potter, que lo metieron en un cuartucho bajo la escalera en vez de darle una habitación propia de un ser humano.

✓ En estas condiciones no puedo ni respirar.

✓ A menudo, a esos sentimientos se añade el **miedo a ahogarse**, incluso a morir de asfixia.

✪ **EJEMPLOS:**

Los padres de un adolescente acababan de **divorciarse y él estaba feliz** pensando que iba a poder hacer lo que le diera la gana. Se quedó con su madre por decisión propia, ya que la adoraba y tenía muy buena relación con ella. Pero, por desgracia, en poco tiempo ella se echó un novio muy borde. A partir de la llegada de ese hombre, la relación con la madre dejó de ser agradable, ya no había complicidad y vivir juntos le parecía imposible. No quería vivir en esa atmósfera, en ese ambiente.

Por lo tanto, el espacio deseado puede ser físico o simbólico. Puede ser una habitación o una relación.

Una jovencita quiere **salir con sus amigas** pero su padre se lo prohíbe. La castiga encerrada en la cocina o en su cuarto. Así que se ve fuera del espacio donde quiere estar y encerrada en el espacio donde no quiere estar. Cada vez que experimenta esa emoción, le da un ataque de asma.

✪ **NOTA TERAPÉUTICA:**

En cuanto tengas los primeros síntomas de una enfermedad, sea cual sea, pregúntate: **¿qué estoy viviendo ahora o qué me acaba de pasar hace unas horas o unos días, que me ha contrariado y que no he comentado con nadie?** Porque cuando un síntoma dura quince días, seis meses o años enteros, uno no se acuerda bien de lo que pudo haber pasado entonces, por eso es mejor analizarlo justo cuando aparecen los síntomas.[5]

ASTIGMATISMO

Se trata de un problema de visión, de un defecto de la córnea, que hace que se vean las cosas difuminadas.

FRASES EMOCIONALES CONFLICTIVAS:

✓ No quiero ver una parte de la realidad tal como es, quisiera trasformarla.

✓ **No soporto la realidad que estoy viendo porque no la puedo cambiar e intento cambiar mi visión de las cosas, deformando la realidad.**

✓ No me gusta lo que veo.

✓ Mi imagen ideal está muy lejos de la real.

✓ Aquí hay algo feo, que huele mal.

✓ Me han decepcionado así que prefiero arreglármelas solo.

✓ No quiero que nadie sepa nada de mi sufrimiento.

✓ No me gusta ver el mundo como es, me parece duro y cruel, este mundo me resulta insoportable.

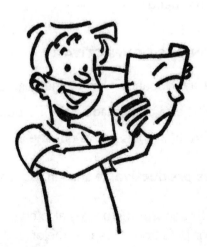

BARTOLINITIS

Se trata de una inflamación de las glándulas de Bartolino. Estas glándulas se encuentran a la entrada de la vagina y sirven para lubricarla. Su papel principal consiste en fabricar una sustancia olorosa en las hembras, con el fin de atraer a los machos, con el mensaje: «Estoy preparada para el sexo, te estoy esperando».

FRASES EMOCIONALES CONFLICTIVAS:

✓ Quiero atraer a un chico pero al mismo tiempo tengo miedo.

✓ Seducir, atraer a un chico y tener relaciones sexuales es peligroso pero deseable.

✓ Tener relaciones sexuales es complicado, tengo ganas pero no me atrevo, quisiera decir a los chicos que estoy lista pero todavía no puedo.

BRONQUITIS

Inflamación, infección de los bronquios que puede ocasionar tos seca o tos productiva. Esta enfermedad está presente en todas las edades, evidentemente.

FRASES EMOCIONALES CONFLICTIVAS:

✓ Alguien me está «robando el aire», me quita el espacio.

✓ Mi espacio vital **está amenazado** y casi no puedo respirar.

✓ En la atmósfera hay tantas peleas que me cuesta respirar.

Cuando la **tos es productiva**, se añaden los sentimientos de:

✓ Me siento asfixiado, oprimido y hay algo en mí que necesita salir del exterior para poder respirar mejor.

✓ Eso me da miedo porque siento que me muero.

❂ EJEMPLOS:

Un niño se siente constantemente amenazado en clase por su **tutor**, siente que lo va a interrogar en cualquier momento.

Un niño oye a sus **padres discutir**, todo el tiempo; sufre pensando que seguro que acabarán divorciados.

CALAMBRES

Se trata de un problema con los nervios motores que controlan nuestros movimientos. Pueden producirse por un exceso de ácido láctico en el interior del músculo.

FRASES EMOCIONALES CONFLICTIVAS:

✓ Necesito hacer alguna cosa, actuar, jugar, hacer deporte, moverme de algún modo, pero me lo impiden.

✓ Quiero estar tranquilo pero me obligan a hacer cosas, que si arregla el jardín, que si ordena tu habitación, que baja a la tienda y cualquier cosa que se les ocurra.

✓ Al final se trata de lo que llamo **«contrariedad en movimiento»**.

❂ EJEMPLOS:

Veo a mis amigos irse al entrenamiento de fútbol pero yo estoy castigado y me tengo que quedar en casa ayudando a mi padre a hacer lo que no me apetece para nada y, cuando llega la noche y me meto en la cama, pienso en lo bien que se lo habrán pasado y me entran calambres en las pantorrillas.

Una jovencita adora practicar bici de montaña pero siempre pasa algo que se lo impide, ya sean exámenes, la lluvia, el cansancio… Siempre se queda **mirando su bici con frustración**. «No puedo mover las piernas como me gustaría».

Un chico quiere acostarse con una chica pero es muy tímido para intentarlo. Quiere acercarse para **ligar** pero no hay forma, no se atreve, no avanza. Finalmente, consigue salir con ella y un día fueron a hacer el amor, pero, incluso en ese momento tan íntimo, en la cama, no se atreve a penetrarla. Le daba vergüenza recular pero tampoco conseguía ir adelante. Al final tuvo calambres en piernas y brazos.

CARIES DENTAL

El diente se compone de dos tejidos: en el interior es de hueso y en la superficie, de esmalte.

FRASES EMOCIONALES CONFLICTIVAS:

Parte ósea:

✓ No soy nada, ni siquiera puedo enfrentarme a los demás para defenderme con uñas y dientes.

✓ Me siento como una piltrafa por no llegar a ser agresivo y enseñar los dientes de vez en cuando.

Parte esmaltada:

✓ Me gustaría enseñar los dientes, responder con contundencia, con violencia si es necesario, pero no se me permite responder.

✓ No tengo derecho a defensa ni a ataque.

Una joven llega a la universidad y nada más entrar en el aula todos se burlan de ella y cuchichean porque tiene unos **pechos muy grandes**. Le gustaría insultar a los imbéciles que se meten con ella, pero no se atreve a ser agresiva porque tiene una severa educación católica y sabe que su familia espera de ella que se muerda la lengua. Así empieza a hacer caries por fuera, en el esmalte.

Una niña es insultada por su tutor delante de toda la clase; quisiera haber respondido pero no se atreve y tampoco sabe cómo enfrentarse al profesor; por lo tanto, se siente muy poca cosa por no saberse defender y expresar su ira. Empieza, pues, a hacer caries por dentro de los dientes.

Un niño es **ridiculizado sistemáticamente por su padre**, de manera cruel y desagradable; siente mucha rabia y nota cómo aumenta su violencia, pero tiene tanto miedo de su padre que no se atreve a contestar. Tiene numerosas caries por dentro.

CISTITIS

Se trata de una inflamación o de la infección de la vejiga. Es mucho más frecuente en las chicas que en los chicos.

FRASES EMOCIONALES CONFLICTIVAS:

✓ No consigo organizar mi territorio como quisiera. Me gustaría poner cortinas a mi gusto, la cama en otra posición, pero mi madre o mi padre o quien sea, no me dejan, como si el cuarto no fuera mío y yo quiero mandar dentro de mi cuarto porque ése es mi territorio, ¡es mi casa!

✓ Es mi sitio. Como los animales, piso mi territorio y quiero dejar mi marca para que nadie se salte **los límites**, para que se-

pan que donde empieza mi olor es **mi casa,** y no se me debe
molestar.

✓ La orina da información sobre el ciclo menstrual porque las
hormonas llegan al riñón y pasan por él hacia la orina. Así, los
machos huelen la orina de las hembras para saber si están se-
xualmente receptivas. La cistitis puede querer decir: «Tengo
miedo de que sepan que soy fértil y deseo **ser fecundada**».

✪ **EJEMPLO:**

Dos estudiantes viven en un pequeño piso. Cada una tiene su propia habitación y este punto es particularmente importante para
una de ellas, que necesita tener su propio territorio personal e
íntimo. No quiere que la otra entre, de ningún modo, en su cuarto. Pero un día, al volver de la facultad, se encontró con un *post-it*
sobre la cama que decía: «Te he limpiado la habitación porque he
hecho toda la casa». A pesar de que su compañera le había hecho un favor, a ella le pareció intolerable, insoportable, como una
violación: «Entró en mí, no tenía derecho a penetrar en mi territorio, no podía meterse en mi cuarto».

COMEZÓN, PRURITO

Se trata de una desagradable sensación en la piel o en las mucosas, que provoca la necesidad imperiosa de rascarse.

FRASES EMOCIONALES CONFLICTIVAS:

Cuando rascarse alivia:

✓ Estoy frustrado, **necesito placer** y cuando me rasco siento esa
sensación de alivio tan placentera, es recibir lo que esa persona que quiero no me da.

✓ Tal persona me hizo tan feliz que ahora me siento muy mal porque ya no está y su ausencia me resulta intolerable.

Rascarse no alivia, sino todo lo contrario. Cuanto más te rascas más te pica y **acabas por hacerte sangre, por arrancarte literalmente la piel**.

✓ Esta relación es insoportable.

✓ Lamento tanto haber conocido a ese ser despreciable.

✓ Ojalá nunca se hubiese acercado a mí.

✓ Me siento sucio desde que me tocó.

✪ **EJEMPLOS:**

Un chico tiene una novia que le hace masajes. A ella le encanta hacerlos y es bastante buena masajista. Pero un día se enfadaron y ella se fue. Nunca volvió a verla. Por una parte no le pareció nada grave porque no estaba enamorado de ella, pero **echaba de menos sus masajes** y, cuando está estresado o triste, recuerda lo bien que le sentaban aquellos masajes. Se siente privado del contacto de aquellas manos en su piel, y se rasca.

Una jovencita se rasca hasta hacerse sangre. Hablando del tema se dio cuenta que todo empezó cuando un adulto la manoseó y no soporta evocar ese asqueroso recuerdo. Quisiera que eso no hubiese ocurrido nunca.

CONJUNTIVITIS

El ojo está recubierto de una membrana que llamamos conjuntiva y que se encuentra en el interior de los párpados, así como en la esclerótica. En ocasiones, esta mucosa se inflama y se pone roja, incluso purulenta, y pica. La inflamación se llama conjuntivitis.

FRASES EMOCIONALES CONFLICTIVAS:

✓ Estoy separado de los ojos de tal persona.

✓ **Lo he perdido de vista.**

✓ Quisiera volverlo a ver pero eso es imposible.

✓ Estoy frustrado y enfadado con todo lo que estoy viendo.

✓ Me miran y se burlan de mí.

✓ Si hay **picores**, se añade la pérdida del placer de ver a alguien.

✪ **EJEMPLOS:**

Un adolescente vive solo con su madre porque su hermana y su padre murieron hace unos años. **Tienen que operar a su madre** y, el día mismo de la operación, al chico le sale una conjuntivitis: «Tengo miedo de perder a mi madre, de no verla más, eso sería terrible».

Una niña desarrolló una conjuntivitis alérgica por culpa del pelo de caballo. Con cuatro años le regalaron un poni y, cuando tenía seis, sus padres lo vendieron porque mantenerlo salía carísimo, de modo que nunca volvió a ver a su poni. La escena de **la marcha del caballito** quedó grabada en sus ojos.

CRISIS DE AUSENCIA

Se trata de una enfermedad neurológica que se traduce por una ausencia, una pérdida de conciencia; a veces, los observadores lo toman por distracciones en clase. Da la impresión de que la persona «no está ahí».

FRASES EMOCIONALES CONFLICTIVAS:

✓ Tengo miedo, me siento solo.

✓ Algo me inquieta, me amenaza, no tengo a nadie para hablar.

✓ Me siento separado de un amigo, de un animal, de un familiar, de un sitio.

✓ Quiero volver a ver a eso que está ausente, a quien ya no está.

✓ El mundo que me rodea no me interesa y me da palo, así que pierdo la conciencia de estar aquí y ahora.

✓ No estar aquí es una forma de estar donde preferiría, con quien quiero estar.

✪ EJEMPLO:

Una chica se muda de casa con su familia. Cambia de ciudad, de escuela y no conoce a nadie. Hasta ahora tenía una amiga del alma pero se ha quedado completamente sola, ha perdido confianza y tiene un poco de miedo de todos esos alumnos nuevos que la rodean. Tanto en clase como en casa, sufre crisis de ausencia.

DIABETES

Se trata de una enfermedad en la que el azúcar se acumula en la sangre en lugar de ser utilizada por los músculos y por todas las células del cuerpo. Para entrar en las células, el azúcar necesita una llave: la insulina, de la que carecen los diabéticos.

FRASES EMOCIONALES CONFLICTIVAS:

✓ Me resisto a actuar.

✓ Me da miedo pasar a la acción.

✓ Debo resistir.

✓ Me lo pienso todo tanto que al final no hago nada.

✓ Necesito azúcar pero, al mismo tiempo, me da miedo.

✓ El amor es peligroso.

✓ Me siento excluido de la familia.

✓ Parece que mi casa estuviera separada en dos.

✓ Me horroriza el frío, la falta de calor, la falta de amor.

✓ Necesito calor.

✪ EJEMPLO:

Un niño desarrolla diabetes. Vive en el sur de España con sus padres; era muy feliz hasta el día en que sus padres se divorciaron. La casa se partió por la mitad y tuvo que irse con su madre que se fue a los Pirineos, a un pueblo de montaña donde siempre hacía frío. No quería irse, no quería pasar a la acción, no quería moverse de donde estaba.

DIARREA

Cuando tenemos que ir al baño muchas veces al día es porque las heces no se han compactado correctamente, incluso se quedan líquidas.

FRASES EMOCIONALES CONFLICTIVAS:

✓ No acepto lo inaceptable.

✓ **No sé decir que no a lo que me enfada.**

✓ Me han hecho una buena faena.

✓ Quiero deshacerme rápidamente de toda esta mierda.

✓ Tengo el miedo en las tripas.

✓ Necesito desembarazarme lo antes posible de esta situación.

✓ Me imponen límites que en su día acepté pero ahora ya no quiero.

✓ No me sé defender ni imponerme.

✪ EJEMPLOS:

A un niño no le dejan jugar hasta que su cuarto no esté limpio y ordenado. Hay que vaciar papeleras, guardar juguetes, quitar la ropa sucia, todo corriendo para ir a jugar.

Un niño, con graves diarreas, me explicó su historia sin habérsela contado a sus padres. Le encantaba ir al cole y era de los primeros de la clase pero algunos de sus compañeros, quizás por celos, lo humillaban mucho. La tutora le dijo: «Nadie puede ayudarte en este tema, tienes que aprender a defenderte». Al final acabó teniendo miedo de sus compañeros y también le daba miedo reconocer su impotencia, su incapacidad para defenderse. Pero cuando aprendió a plantar cara y a reforzar su personalidad, todo volvió a la normalidad.

DOLORES ARTICULARES

Las articulaciones sirven para hacer movimientos, para hacer gestos tanto deportivos como para cualquier otra actividad.

FRASES EMOCIONALES CONFLICTIVAS:

✓ No me valoro nada porque todo el mundo me critica por mis movimientos.

✓ Mi manera de moverme no es la más elegante del mundo.

✓ Me siento fatal tal como soy.

✓ Quisiera que mis movimientos fueran suaves y fluidos.

✓ Hay un conflicto entre dos personas que se articulan mal y sufro por ello.

✓ Hay una mala articulación entre papá y mamá, o entre mis hermanos, o entre otras personas que me importan, de manera que sufro.

✪ **EJEMPLO:**

Una jovencita hace danza y es muy exigente con ella misma. Un día, llegó un nuevo profesor de danza, que la criticaba constantemente: «¡Qué mal lo haces, eres una patata!».

ECZEMA

Es un problema de la epidermis, es decir, de la capa superficial de la piel, justo donde nos tocan las otras personas, la que recibe el contacto, la que permite tocar y ser tocado, la que memoriza el contacto de los demás, la que siente placer durante el contacto.

FRASES EMOCIONALES CONFLICTIVAS:

✓ Me siento separado de tal persona, animal o cosa.

✓ Me gustaría que me tocara…

✓ Necesito contacto con tal persona, pero no lo puedo tener y me siento frustrado.

✓ Estoy solo y acabado.

A veces se acompaña de picores (*véase* el apartado «Comezón, prurito»).

Una jovencita adora a los animales pero, por culpa de sus malas notas, sus padres no la dejan ir a ver los caballos del centro ecuestre. Le salió un eczema en el culete, que es el sitio que entra en contacto con el animal cuando lo montas.

Otra chica desarrolló un eczema en las manos cuando su noviete se trasladó de ciudad y dejaron de pasear de la mano.

Un adolescente tuvo eczema en los dedos, justo por donde cogía el mando de la Play, cuando ésta se rompió. Como en casa no había dinero para comprar una nueva, se vio privado de su adorada máquina.

ENEURESIS

Emisión involuntaria de orina en el trascurso del sueño, problema que suele tener lugar pasados los cinco años. Con raras excepciones, desaparece antes de los veinte.

FRASES EMOCIONALES CONFLICTIVAS:

✓ Me siento bien en mi mundo (el sueño) y no quiero despertar.

✓ Evito lo que me molesta, los esfuerzos.

✓ Quisiera volver a ser un bebé (conflicto con la madre por la llegada de un nuevo hermano).

✓ Me siento desplazado y tengo miedo, busco seguridad.

○ **CONSEJO:**

«Sé que hacerte pipí en la cama te incomoda mucho porque te da vergüenza, sobre todo cuando te toca dormir con tus compañeros, y además te impide ir a dormir libremente a casa de tu mejor amigo. Te propongo un truco que puede ayudarte. Antes de ir a dormir, durante quince días, imagina que tu vejiga tiene un grifo y que puedes negociar con ella. Cierra el grifo de la vejiga antes de ponerte a dormir y ordénale a la vejiga que no abra el grifo, que espere hasta la mañana cuando vayas al baño. Haciendo esto cada día, sin falta, el grifo aprenderá a obedecerte.»

◉ ◎ ◉

EPILEPSIA

Esta enfermedad se manifiesta de manera muy aguda, brutalmente, con gestos y convulsiones incontrolables. Puede afectar a todo el cuerpo o únicamente a las piernas, los brazos o sólo la cara.

FRASES EMOCIONALES CONFLICTIVAS:

✓ Vivo un acontecimiento con miedo y sorpresa al mismo tiempo, así que no puedo controlar qué clase de movimientos hago.

✓ Quiero hacer algo pero me lo impiden; o quiero descansar tranquilo y me obligan a actuar, de manera que mis movimientos no saben qué hacer.

✓ Tengo que controlarlo absolutamente todo.

✓ Tengo miedo de desentenderme de las cosas, de perder el control y de causar daños a los demás.

✪ EJEMPLO:

Un niño está solo en casa y, de repente, oye ruidos. Se topa de narices con un caco. Le entra tal pánico que quiere huir pero se queda inmovilizado. Tiempo después, si está solo en casa y oye ruidos, padece crisis epilépticas.

ERITEMAS

Puede tratarse de un flujo excesivo de sangre. En ocasiones, la piel se pone roja pero en la mayoría de veces sólo se trata de una circulación acelerada, acompañada de sensación de calor.

FRASES EMOCIONALES CONFLICTIVAS:

- ✓ Me da **vergüenza** mostrarme al mundo.
- ✓ No soporto que me miren.
- ✓ Quiero meterme en un agujero, como una ratita.
- ✓ Me da la sensación de que todo el mundo puede desenmascararme, que me pueden leer el pensamiento como en un libro abierto. Así que me he creado una máscara protectora mediante el flujo de sangre.
- ✓ Quisiera deshacerme del juicio de los demás, de la imagen que doy.
- ✓ Quiero ser perfecto y que todo el mundo me quiera, me acoja y me acepte.
- ✓ **Tengo la impresión de ser el centro de atención,** de ser el blanco de todas las burlas.
- ✓ Necesito **esconder** tal o cual cosa.
- ✓ No me gusta nada mi cara, mi aspecto.

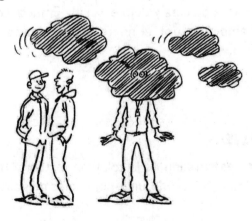

ESCALOFRÍOS

Se trata de una sensación de frío acusada y anormal, porque se produce en lugares donde no hace frío. A veces se tienen escalofríos porque se siente frío en el ambiente y otras, se siente frío por dentro, «en los huesos». En ningún caso sirve vestirse más, nada consigue calentar a la persona.

FRASES EMOCIONALES CONFLICTIVAS:

✓ Se trata de un sentimiento de soledad.

✓ Algo o alguien me falta, no tengo su presencia, su calor.

✓ Sea una persona muerta, o que esté lejos, o que ya no me quiera, la cosa es que no consigo entrar en calor sin ella.

✓ Necesito a tal persona.

✪ EJEMPLOS:

Una niña adora a su hermano mayor, pero éste se tiene que ir a vivir lejos para seguir estudiando su carrera y ella se siente sola y abandonada.

Una jovencita vivió muy mal la muerte de su abuelo, al que adoraba. El calor de su presencia ya no estaría.

Un chico se mudó de casa y dejó el sur de Francia, con todos sus amigos y su ambiente, por el norte del país, donde estaba más solo que la una.

ESCOLIOSIS

Es una fuerte deformación de la columna vertebral, que acaba pareciendo una «S». A menudo, un omóplato es más alto que el otro.

✓ Salgo perdiendo en todas las comparaciones.

✓ Siempre me parece que hago las cosas peor que los demás.

✓ Sólo puedo apoyarme en uno de mis padres. Uno me tira hacia arriba y el otro tira hacia abajo.

✓ Quiero crecer pronto, ser mayor.

✓ Yo presiono y mi familia me retiene, me impiden crecer.

✓ Me someto porque no puedo más.

✪ **EJEMPLO:**

Una niña se compara todo el tiempo con su hermana mayor, que hace danza. Se llevan cinco años de diferencia, pero la pequeña no lo comprende y quiere que todo le salga tan bien como a su hermana mayor, lo cual es imposible. Entonces se desanima, se frustra y se siente inútil. Le parece que dibuja peor que su hermano mayor, que como es mayor hace las cosas mejor, obviamente, pero a ella no se le mete en la cabeza y concluye que no vale para nada.

ESTORNUDOS

Tengo que cazar una cosa que me irrita, que me fastidia en la nariz, como si fuera un mosquito, por ejemplo, que se me hubiera metido en las fosas nasales. Para expulsarlo, hay que soplar con la nariz muy fuerte.

FRASES EMOCIONALES CONFLICTIVAS:

✓ He sufrido una intrusión.

✓ No lo soporto…

✓ Algo ha penetrado en mí, me molesta, me irrita. Puede ser un mal olor o polvo; puede tratarse también de una determinada persona o de una situación.

✓ No tiene por qué ser una cosa catastrófica, puede ser una chorrada, una tontería que me molesta.

✓ Noto ansiedad, inquietud: «es algo malo».

✪ EJEMPLOS:

Una niña aprecia mucho a un compañero suyo, que además es un buen amigo, pero este niño tiene la manía de eructar y expulsar pedos continuamente, como si fuera lo más normal del mundo hacerlo en presencia de otras personas. Ella no soporta este comportamiento. Se abre a su presencia pero se cierra a su comportamiento; tiene la sensación de que los pedos y eructos del niño se meten dentro de ella, por la nariz, y le da asco, así que estornuda.

El padre de un adolescente es artesano y es violento. Su hijo le tiene miedo y no soporta su olor a sudor.

ESTREÑIMIENTO

Se debe a una ralentización del intestino grueso que hace que la materia fecal permanezca más tiempo del conveniente en el en colon, deshidratándose. También puede deberse a la baja sensibilidad de la ampolla rectal.[6]

FRASES EMOCIONALES CONFLICTIVAS:

✓ Cuando la materia fecal está seca: «quiero retener el agua en mí»; el agua se relaciona con la madre, con el líquido amniótico. Por lo tanto sería como decir «quiero tener a **mi madre cerca**».

✓ Me siento impotente para digerir toda esta vida de mierda.

✓ No soporto esta mierda de vida, mejor me lo guardo todo dentro.

✓ Esta producción personal se la guardo a mi madre, por la vida asquerosa que me procura.

FATIGA

Estamos hablando de un cansancio anormal por ser excesivo (por ejemplo, cuando sentimos que el sueño nocturno no nos ha permitido descansar) o de una fatiga que se siente en momentos en los que no se está haciendo nada que canse.

FRASES EMOCIONALES CONFLICTIVAS:

✓ Pero qué aburrimiento ¿qué hago yo aquí?

✓ **Me he equivocado de camino.**

✓ Me gustaría estar en otro sitio…

✓ He escogido lo peor.

✓ ¿Qué me ha traído aquí?

✓ Estoy perdido, desorientado.

✓ Siempre estoy indeciso.

✓ He perdido el norte.

✓ No sé cuál es mi sitio ni cuál es el camino correcto.

✓ Tengo remordimientos, quiero volver al pasado y llevar otra vida.

✪ EJEMPLOS:

Una estudiante escogió ciencias y su novio, letras; ella lamenta haber escogido ciencias y cree que le hubiese ido mejor en letras, está permanentemente cansada.

Otra joven presentaba un enorme cansancio seis meses después del divorcio de sus padres. Decidió quedarse con su madre, que tenía un colmado, mientras que su padre se trasladó a vivir a Sudamérica. El padre entrenaba caballos. «Escogí mal», piensa ella.

● ◎ ●

GANGLIOS (agrandados)

Tenemos dos circuitos que recorren nuestro cuerpo, igual que en una casa hay cables eléctricos y tuberías para el agua. En el cuerpo está el sistema sanguíneo (con venas y arterias) y el sistema linfático.

La linfa sirve para protegernos. En los circuitos de los canales linfáticos existen unas bolas llamadas «ganglios». En ocasiones podemos notarlos bajo el brazo, en la garganta y bajo la mandíbula.

FRASES EMOCIONALES CONFLICTIVAS:

✓ Me siento atacado, agredido.

✓ Necesito defenderme, me tengo que proteger de una cosa extraña.

Cuando hay numerosos ganglios agrandados en el cuello, el caso es diferente. Las frases son:

✓ No soporto estar enfermo.

✓ No me aguanto en pie.

✓ No me siento apoyado ni por mis padres ni por los médicos ni por los amigos.

✓ Tengo que protegerme de lo que, normalmente, debería ayudarme.

GASES INTESTINALES

En medicina se conoce como aerocolia. Se manifiesta a través de pedos, que pueden ser vergonzosamente sonoros o completamente silenciosos. Lo malo es que pueden ser realmente apestosos.

FRASES EMOCIONALES CONFLICTIVAS:

✓ Me aburro, quiero evacuar para sacar de mí toda esta mierda que me rodea, para sentirme libre.

✓ El cuerpo fabrica gases para empujar los excrementos que simbolizan «las mierdas de la vida». El aire, en forma de gas, claro, simboliza la liberación.

✓ Necesito más espacio.

✓ Necesito llamar la atención, demostrar que existo y, al mismo tiempo, alejar de mí a las personas que no me gustan, que me hinchan.

✓ Alguien que quiero ha muerto pero no tenemos su cuerpo y no lo podemos enterrar.

✓ Cuando a los gases se añade ira o rencor, los pedos son particularmente apestosos.

✓ Me presionan, sufro y tengo que desahogarme.

Texto encontrado en Internet:

«¿Por qué los pedos apestosos suelen ser más calientes pero menos sonoros que los ordinarios?

La mayor parte de las flatulencias provienen del aire que pasa por el estómago y están formados en su mayor parte por nitrógeno y gas carbónico, el oxígenos que ha sido metabolizado mucho antes de llegar al ano. Estos gases son inodoros en sí mismos, aunque lleven otros compuestos (más «olorosos») a su paso por el intestino. El ano los emite en forma de burbujas bastante grandes, a la misma temperatura que el cuerpo...

Otra fuente mayor de flatulencias son las bacterias que pueblan el aparato digestivo. La fermentación de las bacterias y todo el proceso digestivo producen calor y gases diversos. Las burbujas resultantes son pequeñas y contienen un concentrado de productos nauseabundos, como resultado del metabolismo de las bacterias. Estas emanaciones son notablemente calientes.

¿Qué cantidad de gas produce una persona «normal», al día?
De media se produce ½ litro de gas al día (medido a temperatura y presión ambiente), cantidad que se evacúa en unos catorce pedos.

¿Es cierto que algunas personas jamás se tiran pedos?
No. ¡El que está vivo se tira pedos! Incluso después de muertos, nos tiramos pedos durante unas horas.

¿Las mujeres son tan pedorras como los hombres?
Sí. Pero los hombres parece que se tiran más.

En cuanto a la alimentación *¿qué puede hacer que uno se tire más pedos que la media?*
Los que tragan mucho aire cuando comen se tiran más pedos que los demás; esto se puede arreglar comiendo con la boca cerrada. Las personas ansiosas, nerviosas, estresadas, más que comer engullen y aceleran los movimientos peristálticos del intestino, tirándose más pedos porque los gases no tienen tiempo de ser reabsorbidos por la pared intestinal. Algunas enfermedades provocan mucha flatulencia.

¿Es peligroso aguantarse los pedos?
Este tema es materia de controversia. Durante siglos se ha considerado que aguantarse los pedos era peligroso; el emperador Claudio promulgó una ley que permitiera los pedos durante los banquetes, considerando esta práctica como favorecedora de la salud pública.»

GIGANTISMO

Algunos adolescentes **crecen demasiado**. Se trata de niños que crecen de golpe, que suelen pasar más de una cabeza a sus compañeros de la misma edad. Estos niños suelen tener un cuello muy grande. A veces puede tratarse de un problema endocrinológico, de la **hipófisis**.

FRASES EMOCIONALES CONFLICTIVAS:

✓ Es el «conflicto de la jirafa»: **quiero ser más grande, hacer las cosas mejor, llegar lo más lejos posible.**

✓ Me presiono para ser perfecto, para tener éxito.

✓ **No tengo derecho al error, al fracaso, todo debe ser perfecto.**

✓ Me juzgo y me siento juzgado.

✓ Tengo que ser perfecto.

✓ No quiero decepcionar a nadie, debo hacerlo todo bien, dar el máximo de mí y tener el mejor nivel.

✓ Sufrí por ser pequeño, no me volverá a pasar.

✓ No soporto la mediocridad ni la bajeza; quiero lo más alto para mí.

✪ EJEMPLOS:

Un niño tiene un padre que no le quiere si no saca las mejores notas y si no es el mejor de todos.

Otro niño se ve obligado a ir a refuerzo escolar; a partir de ahí se propone superarse, ser el mejor, atrapar y dejar atrás a sus compañeros.

Se presiona a un niño para que se esfuerce más y más. Es como si el tarro de los caramelos estuviera en la estantería más alta y hubiera que crecer todo lo posible para cogerlo.

HEMORROIDES

Problema que tiene lugar en el recto. Es una pequeña parte del recto que sale por el ano. A veces es doloroso, en ocasiones sangra, otras solo pica, pero en todos los casos hay que ir al médico.

FRASES EMOCIONALES CONFLICTIVAS:

✓ ¿Quién soy?

✓ No encuentro mi lugar, no me siento reconocido.

✓ Los demás me dejan de lado.

✓ No me siento en mi casa.

✓ ¿Dónde está mi territorio?

✓ Mi pareja no me conviene. No debería haberme casado con ésta.

✓ Nadie se preocupa por mí.

✓ Es vomitivo.

✪ EJEMPLO:

Una jovencita cambia de instituto y pierde todos sus amigos, nadie cuenta ahora con ella y siente que no sabe quién es. Ni siquiera sus antiguos compañeros la llaman. Se dice: «Parece que he dejado de existir, ya no soy nadie».

HERPES

Se trata de un sarpullido rojo que pica mucho. Se hallan a caballo entre la piel y las mucosas. En consecuencia, podemos encontrarlo en los labios, en la nariz, en el glande y en la vulva.

FRASES EMOCIONALES CONFLICTIVAS:

✓ Se trata de un **conflicto de separación íntima** ¡porque no nos dejamos tocar las mucosas por cualquiera! Para eso tiene que haber confianza, lazos fuertes y sentimientos.

✓ Mi novio se va, luego vuelve y se marcha de nuevo.

✓ Nos separamos continuamente.

✓ Alternancia de separaciones y reconciliaciones.

✓ Necesito que me bese, pero casi nunca está.

✓ La localización del herpes informa sobre el tipo de separación.

✓ Puede tratarse de besos, olores o del contacto sexual con la persona que se echa de menos.

✪ **EJEMPLO:**

Una chica tiene un novio que se enrola en el ejército. Vuelve sólo una vez al mes y se reúnen un fin de semana en un hotel; luego llega la separación: no se podrán ver hasta el mes siguiente.

✪ **Observación:**

Bastante a menudo el herpes alcanza la fase de curación o de mejoría cuando se encuentra a la amiga o al amigo.

HIPERPILOSIDAD EN CHICAS

Puede ocurrir a cualquier edad. Es lo que se llama «mujeres barbudas». Algunas chicas, incluso precozmente, con diez, once, doce años o más, pueden desarrollar bigote, un poco de barba o abundantes pelos en los brazos, en el pubis o en el vientre.

FRASES EMOCIONALES CONFLICTIVAS:

✓ Parece que me he equivocado de sexo.

✓ No estoy con el chico correcto.

✓ Lamento haberme liado con este chico en este momento de mi vida.

✓ No he escogido el camino sexual correcto, o el sentimental o el afectivo.

✓ No he escogido el buen camino sexual puede significar: no es bueno ser una chica, preferiría ser un chico porque un chico es más fuerte y lo respetan más.

✪ **EJEMPLO:**

Una chica se acostó con su novio y tuvo experiencias sexuales que no le gustaron nada. «Pero ¿qué hago yo con este tío?», se preguntaba. «Nunca debería haber empezado a salir con él pero ahora tengo miedo de su reacción si lo dejo».

INSOMNIO, PROBLEMAS DEL SUEÑO, DIFICULTAD PARA DORMIR

El sueño es indispensable para integrar todas las experiencias de la jornada como, por ejemplo, lo que aprendemos en la escuela.

Los fracasos escolares pueden tener su origen en problemas con el sueño porque es cuando dormimos que el cerebro asimila todo lo aprendido. En realidad, cuando dormimos, trabajamos más que durante el día. También cuando dormimos el cuerpo crece, se muscula, elabora tejidos.

FRASES EMOCIONALES CONFLICTIVAS:

✓ Cuando pierdo el control llega el peligro.

✓ Tengo miedo de dejarme ir, de ser confiado, de abandonarme.

✓ Corro riesgo de hacerme daño o de que algo terrible me pase mientras duermo.

✓ Tengo que controlarlo todo.

✓ Los niños y los adolescentes que se sienten continuamente juzgados tienen problemas para relajarse.

✪ EJEMPLOS:

Cuando estaba a punto de quedarse dormida, los padres de una jovencita **se fueron al cine.** Cuando se despertó estaba completamente sola en la casa. Se levantó, los llamó, los buscó, pero no había nadie. Se asustó bastante y se sintió abandonada. Si entraba un chorizo nadie la podría proteger. Esto le pasó varias veces: sus padres se iban sin decirle nada.

Una chica se ve violentamente despertada por su hermano pequeño, para que lo ayude a hacer los deberes. La agrede literalmente.

Mientras dormía, **la madre de un adolescente se muere** y él se reprocha no haberse enterado de nada porque estaba durmiendo. «Si al menos hubiera estado despierto, igual no se habría muerto, habría podido decirme algo antes de irse, pero se ha muerto sola, sin mí».

La misma historia referida a otra jovencita que perdió a su animal preferido mientras dormía. Entendió que no había que dormir porque pasan cosas fundamentales, cosas terribles y ni te enteras.

JAQUECAS, MIGRAÑAS, CEFALEAS

El dolor de cabeza tiene diversas causas médicas pero el resultado siempre es el mismo: duele dentro, en el cerebro; esta molestia puede impedir llevar una vida normal, rendir en el trabajo intelectual o en los estudios. A veces se calma con una simple aspirina, otras requiere de reposo, y algunos dolores de cabeza provocan vómitos.

FRASE EMOCIONALES CONFLICTIVAS:

✓ Busco en mi cabeza una solución que es imposible.

✓ Me paso el día reflexionando.

✓ No vivo lo real sino lo imaginario, en el sueño creativo y busco soluciones a todos mis problemas, aunque no esté en mi mano.

✓ Rechazo la frustración, siempre quiero que todo salga como debe ser, nunca estoy satisfecho.

✓ Me desvalorizo intelectualmente.

✓ Nunca podré comprender todo lo que pasa alrededor, pero insisto en forzar mi cerebro a racionalizar.

✓ Siempre me falta algo para estar bien.

✓ Me siento culpable por no encontrar la solución acertada.

✪ EJEMPLO:

Una niña de catorce años **ve a su madre sufrir mucho por un cáncer.** Le resulta insoportable, quisiera aliviarla, curarla, ayudarla, pero no sabe cómo. Es consciente de que no está en su mano curar a su mamá, pero intenta ser muy agradable como si así no fuera a sentir dolor y recuperase la salud. Busca en su cabeza una solución imposible y rechaza el fracaso, cree que debe encontrar la forma de tener éxito.

LIPOMAS

Se trata de bolas de grasa que pueden aparecer donde sea. Pueden salir rápidamente y desaparecer cuando quieren.

FRASES EMOCIONALES CONFLICTIVAS:

✓ Me siento juzgado, desvalorizado estéticamente y además me sale una bola de grasa para que todos se fijen en ella y la cosa empeore (como el luchador al que le resbalan las manos cuando intenta agarrar a su adversario cubierto de aceite).

✓ No quiero ser la diana de nadie.

✓ **Quisiera que todo lo que los demás dicen de mí me resbalara.**

✓ No quiero darle importancia a las críticas y los juicios.

✓ No me gusta nada mi aspecto.

✓ No me gusta ser tan sensible a los comentarios ajenos, a las críticas.

✓ Quiero disminuir el impacto real de los ataques. La bola de grasa me hará de airbag.

✪ EJEMPLOS:

Un chico de dieciocho años **canta en la calle** para ganar algo de dinero, pero está muy flaco. Tiene la impresión de que las chicas no se fijan en él, y si se fijan es para ver lo flacucho que es; desde que se le metió en la cabeza que sólo lo miran por flaco, le empezaron a salir lipomas.

Un adolescente veía a sus padres pelearse sin cesar. El padre, en ocasiones, llegaba a las manos y golpeaba a la madre. El chico desarrolló lipomas justo en los sitios **donde la madre recibía los golpes**, como forma simbólica de protegerla, para amortiguar los puñetazos del padre.

LUNARES

Son esas manchitas oscuras que salen en la piel y se pueden encontrar en todas partes, en la cara, en las manos, en el cuerpo. Aparecen a todas las edades y pueden desaparecer espontáneamente.

FRASES EMOCIONALES CONFLICTIVAS:

✓ Me siento atacado, agredido, me han ensuciado.

✓ Es como si alguien me escupiera en la cara.

✓ Intento protegerme de esos insultos, metiéndome en un bucle negro para construir una muralla entre la gente y yo.

✪ EJEMPLOS:

Una adolescente de catorce años es sistemáticamente despertada por su hermano pequeño que, cada mañana, se mete en su cama para estar con ella. Lo que ella siente es: «se pasa de la raya». Con el tiempo, le salió un lunar oscuro justo en el lugar que su hermano le tocaba.

Un adolescente tuvo que recibir varias trasfusiones para curarle una enfermedad y él sentía que le metían veneno en las venas. Le salió un lunar negro en el lugar donde le pinchaban.

Una jovencita se duchaba en el colegio, porque estaba interna. Le pareció que algunos chicos la espiaban y la veían. Le salieron lunares en los senos y en el culito.

MENINGITIS

El cerebro está protegido por unas envolturas membranosas a las que llamamos meninges y, en ocasiones, desarrollan una grave enfermedad inflamatoria que se llama «meningitis».

FRASES EMOCIONALES CONFLICTIVAS:

✓ **Me da miedo lo que le pueda pasar a mi cerebro,** tengo que proteger lo que hay dentro de mi cabeza.

✓ Tengo miedo a la locura y me da la impresión de que se me ha fundido algún plomo en la cabeza.

✪ EJEMPLOS:

Un niño sabe que a su padre lo van a **operar del cerebro** y le da mucho miedo que alguien vaya a entrar dentro de la cabeza de su papá. Quiere proteger el cerebro de su padre con sus propias meninges.

Un joven tiene un amigo que ha sufrido **un accidente de moto** con traumatismo craneoencefálico; tiene miedo por la cabeza de su amigo.

NÁUSEAS, VÓMITOS

Sea cual sea la causa aparente de tus náuseas o vómitos, puedes hacerte algunas preguntas, en particular: ¿Qué pasó durante la última comida? ¿Con quién estaba? ¿Qué es lo que me da mal rollo?

FRASES EMOCIONALES CONFLICTIVAS:

✓ Hay algo que no acepto, que rechazo.

✓ Estoy obligado a aceptar una situación que me fastidia, acepto, me someto pero, en un momento dado, me parece que no puedo más. Por ejemplo, alguien me explica sus opiniones, me intoxica, me envenena, me presiona y lo que realmente necesito, no lo tengo.

✓ **Metáfora:** es como si quisiera comer fresas o chocolate y me obligaran a comer carne con espinacas, justo lo que más asco me da.

✓ También pasa que, a veces, algunos miedos, algunas angustias, pueden desencadenar vómitos. Eso pasa cuando los problemas se nos meten en las tripas.

✓ La palabra clave es: «inaceptable». Pasa cuando no puedes admitir una cosa, cuando no la puedes digerir.

✓ Cuando el vómito tiene un sabor muy amargo, en ocasiones manifiesta ira y acritud.

✪ EJEMPLOS:

Una niña está en la escuela durante la fiesta de fin de curso. Está cantando una canción y su madre la escucha pero, a mitad de la canción, la señora **se va** porque tiene que hacer compras. La niña no puede aceptar ese desplante: estaba cantando especialmente para su madre y ésta se levanta y se larga. Cuando acabó la canción se puso a vomitar. Todo el mundo decía que era un corte de digestión, que si había cogido frío (¡en pleno mes de junio!). Otros pensaban que le había sentado mal la comida, pero todos habían comido lo mismo. ¿Qué diferencia había entre esa niña y sus compañeros? Sin duda fue el episodio afectivo: no tengo lo que quiero, a mi madre que me mire, que me quiera y que esté por mí y tengo justo lo que no quiero: su ausencia.

Un adolescente tenía vómitos y acidez cada vez que empezaba a salir con una chica. Era un conflicto bastante particular porque se ponía en el lugar de la chica. Se decía: «Qué flaco estoy, este chica no me aceptará así, me va a rechazar seguro, no podrá digerir salir conmigo». De ese modo fabricaba más ácidos gástricos, con el fin de ser aceptado por la chica.

ORZUELOS

Se trata de una hinchazón, de un pequeño quiste o inflamación en el párpado.

FRASES EMOCIONALES CONFLICTIVAS:

✓ He visto una cosa que no me ha gustado nada.

✓ Me siento sucio por algo asqueroso que he tenido que ver.

✪ **EJEMPLO:**

Un jovencito ve como su madre se besa, en la calle, con un hombre que él no conoce.

OVARIOS Y TESTÍCULOS

Forman parte de los órganos genitales y sirven para muchas cosas; evidentemente sirven para hacer bebés pero también, antes de eso, crean hormonas relacionadas con la seducción. Seducir (para un hombre) y ser seducida (para una mujer).

FRASES EMOCIONALES CONFLICTIVAS:

✓ Quistes en los ovarios: soy fea, no valgo nada y soy **incapaz de gustar** a un chico y a los demás en general.

✓ Mi novio me ha dejado por otra, más guapa y mejor que yo.

✓ Los quistes en los testículos siguen la misma lógica: no soy capaz de conseguir una chica, no gusto a ninguna, voy a perder a la que tengo.

✓ No valgo nada, soy feo.

✓ He perdido un amigo o un animal de compañía y no acepto su muerte, quisiera que resucitara; es un sentimiento de **pérdida**.

Una jovencita vio como **atropellaban a su perrito**: desarrolló un quiste en un ovario.

Una adolescente se enamora de un chico que también estaba enamorado de ella. Pero un día le dijo: «**Tengo que cortar con todo** para empezar de cero», así que la dejó y empezó a salir con otra chica, durante meses. No obstante, no pudo soportarlo y quiso volver con ella: «Es a ti a quien quiero». Pero durante el tiempo que su novio estuvo con otra, ella se sintió despreciada, incapaz de seducir y mantener un hombre a su lado: desarrolló un quiste en el ovario derecho.

PARÁLISIS

Es un problema en los nervios, especialmente en la conducción nerviosa que da órdenes a los músculos para que se muevan. Las parálisis pueden ser parciales y concernir a un solo miembro, un dedo, una pierna; pueden ser temporales.

La misma descodificación vale para los tics, porque los padecen gente que no pueden controlar su cabeza o su cara, por ejemplo, las cuales hacen gestos rápidos o muecas, o bien mueven las manos de manera involuntaria y compulsiva.

FRASES EMOCIONALES CONFLICTIVAS:

✓ Contrariedad de movimientos: cuando el problema motor, muscular, se presenta en el lado derecho de un diestro, el sentimiento es: «me obligan a actuar pero yo quiero estar tranquilo y no hacer nada, pero me obligan a hacer deporte, trabajar, besar a mi madre porque se siente mal, me obligan a hacer deberes, a mudarme de casa y no puedo mover las piernas para hacerlo»: parálisis en piernas, calambres y tics.

✓ Quieren que haga todo un cuaderno de ejercicios durante las vacaciones, aunque yo lo único que quiero es jugar con el pc y la consola; es como si mi cerebro diera dos órdenes a las manos: no hagas los deberes de vacaciones, que son un rollo y, al mismo tiempo, hazlos o te van a castigar y no podrás jugar a nada. Así, la mano responde a dos órdenes diferentes. Eso puede ocasionar problemas motores en la mano y debilidad muscular.

✓ El lado izquierdo del cuerpo se corresponde con un gesto «impedido»: me gustaría ir a la piscina pero me dicen que no, que me esté quieto y no dé guerra porque van a hacer la siesta y quieren que yo la haga también. Así que yo quiero acción pero me la prohíben.

✓ Me gustaría bailar con esa chica pero no puedo porque no me atrevo, no la conozco, soy muy tímido… Hay algo que me impide moverme.

✪ EJEMPLOS:

Un niño se queda en su casa todos los miércoles por la tarde, mientras sus amigos salen por ahí a jugar, a hacer deporte, al cine y él sólo puede ver por la ventana cómo se divierten sus amigos.

En cada comida, un niño está **de espaldas a la tele** mientras que toda la familia ve lo que ponen y comentan. Cuando gira la cabeza su padre lo sermonea para que se siente bien y coma educadamente. Así que él quiere volverse para ver y se lo impiden. A partir de ahí empiezan tics en la cabeza: empieza a hacer el movimiento y rápidamente lo interrumpe.

PÉRDIDA DE AUDICIÓN

Cada vez se oye peor; en ocasiones se oyen peor los tonos graves, y otras son los agudos los que se pierden. Todo varía según la persona.

FRASES EMOCIONALES CONFLICTIVAS:

✓ Es insoportable oír eso.

✓ No quiero oír esa voz, ni lo que piensa ni lo que siente. No quiero saber nada de esa persona.

Si se oyen peor los agudos, el problema suele estar relacionado con una mujer: quizás sea tu madre, una profesora o una compañera insoportable. El problema con los graves se relaciona con un hombre: el padre, un profesor u otro hombre adulto.

✪ EJEMPLOS:

Un adolescente no oye más que **peleas en su casa**. Sus padres se gritan y lo utilizan como testigo para que dé su opinión sobre tal o cual polémica, para que decida quién de los dos tiene razón; para él es una situación insoportable y preferiría estar sordo.

Otro adolescente vive en una **residencia de estudiantes**. Allí hay mucho ruido y no puede dormir, está todo el día cansado y no rinde en clase. Preferiría estar sordo para poder dormir tranquilo y rendir al día siguiente.

✪ IMPORTANTE:

Como pasa en muchas enfermedades, nuestro cuerpo se adapta a un momento preciso, a una situación, a un contexto concreto pero, desgraciadamente, la dolencia sigue más allá de ese contexto. ¿Qué quiere decir esto? Que al chico de la historia anterior le gustaría estar sordo de noche, cuando quiere dormir, pero acaba quedándose sordo de noche y de día. La dolencia está adaptada a un contexto que, cuando acaba o desaparece, sigue adelante sin ser ya necesaria.

◉ ◎ ◉

PÉRDIDAS GINECOLÓGICAS

Se trata de pérdidas, bien inodoras bien nauseabundas, de color blanco, amarillo o verde (a veces rojas, cuando sale sangre sin tener la regla), que manchan las braguitas.

FRASES EMOCIONALES CONFLICTIVAS:

✓ Hay algo **anormal** en mi familia.

✓ Alguien se comporta de manera extraña, **fuera de la regla.**

✓ Se ha **muerto** una persona joven y yo no puedo aceptarlo, es tremendo, es un drama muy terrible.

Cuando se trata de **pérdidas de sangre** la cosa cambia un poco; puede ser, por ejemplo:

✓ Quiero dejar esta familia e irme de esta casa de una vez, volar del nido.

✓ ¿Qué estoy haciendo? Me siento presionada, bloqueada.

✓ Quiero que tal persona se vaya de mi casa, que desaparezca de mi intimidad.

✪ **EJEMPLOS:**

Una chica jovencita se entera de que su padre es **homosexual.**

Otra adolescente sabe que su padre irá **a la cárcel** y siente que está en una familia patológica.

Una adolescente empieza a salir con un chico que resulta ser extremadamente ordinario y la trata de **puta**.

◉ ◎ ◉

PIEL GRASA, CABELLO GRASO, PIEL SECA

La piel segrega una sustancia grasa, el sebo, que la mantiene flexible y la protege. En ocasiones, hay demasiado sebo en la piel o en el cuero cabelludo, o bien hay muy poco, que es cuando aparece la piel seca.

FRASES EMOCIONALES CONFLICTIVAS:

Piel grasa, cabello graso:

✓ Me siento atrapado.

✓ Como un pez en la red, quiero escapar de algo o de alguien.

✓ Quiero resbalar como un luchador con el cuerpo lleno de aceite (*véase* Lipoma).

✓ No soporto el contacto con tal persona o situación.

Piel seca:

✓ No tengo protección.

✓ Necesito estar con tal persona, me hace falta.

✓ Quiero más ayuda y consejos en mi vida.

◉ ◎ ◉

POLIARTRITIS

Se trata de un reumatismo que concierne a las articulaciones. Éstas duelen, se bloquean, se inflaman y la enfermedad va afectando a todas las articulaciones, una detrás de otra. Los dolores cambian de sitio.

FRASES EMOCIONALES CONFLICTIVAS:

✓ **Valgo muy poco por lo que hago** y por mi manera de moverme.

✓ No soy capaz de moverme bien, de hacer esto o aquello ni en deporte ni en la escuela ni con mis compañeros.

✓ Es una desvalorización que va y viene, que se desplaza en temas diversos, según el día.

✓ **Quiero conservar a alguien a mi lado.**

✓ Alguien se ha ido y yo quisiera tenerlo a mi lado, conservar sus movimientos; se ha mudado y estamos lejos el uno del otro, ya sea porque se ha muerto o porque se ha ido. Me siento culpable de algún modo.

⊘ **EJEMPLOS:**

En el patio, dos niños se pegan. El más fuerte golpea en la cabeza al otro, que tiene que ir directo al hospital. El primero **lamenta haberle pegado**: «No quería que pasara esto». Se menosprecia por haber actuado así: «Ojalá me hubiese aguantado y que no hubiera acabado en el hospital».

Una adolescente se desvaloriza porque, haga lo que haga, deporte o lo que sea, tiene **la impresión de ser una mala chica**, una mala alumna, una mala compañera, que no vale para nada.

PROBLEMAS DE CRECIMIENTO

En ocasiones, los niños paran de crecer repentinamente. Suele pasar a los doce, catorce o dieciséis años, de manera que en la vida adulta apenas pasan de los 1,50 m a 1,60 m. ¿Qué pasó en ese momento?

FRASES EMOCIONALES CONFLICTIVAS:

✓ Tengo miedo de crecer.

✓ Nunca estaré a la altura de las circunstancias.

✓ No tengo derecho a ser mejor que mis padres, que mi hermano o mi hermana.

✓ Más vale quedarse pequeño porque así estoy más seguro y no tengo miedo.

✓ Me piden que haga muchas cosas, muchas actividades físicas, deportivas, así que tengo que invertir tanta energía que no me queda para crecer.

✓ Cuando uno crece la vida se complica; veo a los adultos y me doy cuenta de que todo son problemas, papeles y yo me veo incapaz de vivir como ellos. Prefiero quedarme como estoy.

✓ Sufrí un choque terrible, violento, es un secreto que no puedo revelar, y paré de crecer inmediatamente. Fue todo tan traumático que hubiese querido experimentar una regresión, porque sabía que nunca volvería a vivir normalmente tras ese episodio

PROBLEMAS DE VISIÓN

1. HIPERMETROPÍA

Cuando se tiene esta deformación en el ojo, la visión de cerca es mala, pero la de lejos es buena.

FRASES EMOCIONALES CONFLICTIVAS:

✓ Hay algo a mis espaldas que me asusta.

✓ No quiero ni ver lo que tengo tan cerca, me da miedo o me repugna o me molesta.

- ✓ Lo que está lejos es lo que más me interesa. Ya sea porque es lo que quiero conseguir, porque lo echo de menos o porque a lo lejos diviso un peligro mayor y quiero tenerlo controlado.
- ✓ Busco a alguien que está lejos de mi casa.
- ✓ Puede ser un problema lejano en el tiempo, que amenaza con reaparecer de inmediato.

2. MIOPÍA

La visión de lejos es mala, mientras que la de cerca es buena.

- ✓ Es lo contrario a la hipermetropía:
- ✓ **Lo que está lejos no me interesa, o me molesta.**
- ✓ Sólo quiero ver lo que tengo cerca.
- ✓ Hay alguien cerca de mí que me da miedo. Tengo que tenerlo controlado y observar sus movimientos.
- ✓ A menudo, los problemas visuales derivan de un problema en la escuela, de estrés en clase.
- ✓ Frecuentemente el peligro se siente como si viniera de atrás.

✪ EJEMPLOS DE MIOPÍA:

En la escuela, un niño es maltratado por su profesor; lo saca siempre a la pizarra y siente como todos se burlan de él cuando está escribiendo; teme que el profesor lo insulte, lo humille, tiene que estar atento a lo que pasa cerca.

Los niños juegan a los indios y uno de ellos está atado a un árbol abrazando el tronco. A su espalda, los compañeros le bajan los pantalones y los calzoncillos y se van corriendo dejándolo allá solo y en ridículo. Tiene miedo de todo, incluso pensó que lo iban a sodomizar.

PSORIASIS

Se trata de placas rojas en la piel que se descaman. Es una hiperactividad de la parte del cuerpo enferma que es continuamente solicitada, tan usada que se acaba pelando: la piel muere y se renueva con extrema rapidez.

FRASES EMOCIONALES CONFLICTIVAS:

✓ Me siento agredido en esta relación, atacado, herido.

✓ Intento **protegerme y la mejor forma de hacerlo es separarme de mí,** ser otra persona.

✪ EJEMPLO:

A causa de una mudanza, un niño dejó su tranquila y apacible escuela. Se encontró en un barrio donde todos los chavales eran duros, se pegaban entre sí, eran crueles y rechazaban la debilidad. Se metían tanto con él que finalmente se hartó. Se volvió duro y macarra, agresivo, **sin que ese comportamiento fuera natural en él pero como única solución a sus problemas.** Se separó de sí mismo; se vio separado de sus amigos y de su familia, porque lo metieron interno.

PÚRPURA

Esta enfermedad se manifiesta a menudo mediante morados o cardenales, hematomas y petequias, es decir, pequeñas hemorragias espontáneas que causan hematomas aunque la persona no se haya golpeado.

FRASES EMOCIONALES CONFLICTIVAS:

✓ Estoy harto de esta familia.

✓ No quiero formar parte de esta familia pero tampoco quiero abandonarles.

✓ Estoy en contradicción conmigo mismo, entre querer estar ligado pero no ser atado por mi familia.

✪ **EJEMPLO:**

Un adolescente deja a sus padres y encuentra un trabajo de verano. Está muy contento de separarse de ellos pero, al mismo tiempo, necesita llamarlos y no dejarlos solos; se siente independiente y ligado a la vez.

REGLA DOLOROSA

FRASES EMOCIONALES CONFLICTIVAS:

✓ **No soporto la autoridad,** no quiero que me den órdenes.

✓ Las obligaciones me hacen sufrir.

✓ Necesito libertad, hacer lo que me parece, cuando me parece y con quien yo quiera.

✓ La familia me causa sufrimiento moral.

✓ Las relaciones sentimentales, afectivas, sexuales no son como yo quisiera.

✪ **EJEMPLOS:**

Una chica es muy amante de la naturaleza y quiere trabajar al aire libre, viajar por el mundo entero, pero se ve obligada a seguir el ritmo que le marcan los demás: ir al cole, sentarse, levantarse, hacer deberes, ser aplicada; someterse a las reglas: tantas normas le resultan in-so-por-ta-bles.

No soporto el contacto con mi familia, con mis padres. Me hacen sufrir moralmente, quisiera alejarme de ellos; sé que tengo con ellos lazos de sangre y eso me recuerda el mal que me hacen y mi regla se vuelve más dolorosa.

◉ ◎ ◉

SOBREPESO, OBESIDAD, CELULITIS, KILOS DE MÁS

Se trata de una sobrecarga real de kilos y no de una presión social por estar más o menos rellenito. El sobrepeso es cultural, claro, y la noción de estar gordo varía según las épocas, los países y las culturas. Después de una guerra, se pone de moda estar rellenito, porque denota riqueza y bienestar. Cuando las cosas van bien, estar flaco es lo que denota riqueza y cuidados corporales.

FRASES EMOCIONALES CONFLICTIVAS:

✓ Me siento abandonado.

✓ Decepcionado por la gente, ya no cuento ni conmigo mismo.

✓ Mi silueta es horrible.

✓ Echo de menos a alguien, su forma, su peso en mi vida.

✓ Debo ser fuerte, ser el pilar donde se apoyen los demás.

✪ **EJEMPLOS:**

Un adolescente se ve obligado a cambiar de país de residencia. Sufría por la pérdida de sus **quince** amigos de siempre… En poco tiempo engordó **quince** kilos.

Una adolescente se siente abandonada por su padre que se casó con otra mujer cuando ella tenía doce años. Engordó doce kilos.

Otra jovencita dejó su querida Asia a los catorce años y, con el paso de los años, engordó catorce kilos.

UÑEROS

A veces, las uñas de los pies crecen curvadas hacia adentro, y se clavan en la carne.

FRASES EMOCIONALES CONFLICTIVAS:

✓   No me permito ser agresivo.

✓   Vuelvo mi agresividad contra mí.

✓   Lo conseguiré a la fuerza.

EL SENTIDO DE ALGUNAS LOCALIZACIONES

La localización de las enfermedades tiene también un posible sentido: el acné no aparece por casualidad en la cara, en el pecho o en la espalda. El lugar puede deberse al momento del trauma: «Tengo la cabeza como un bombo, ella me ha dado una bofetada, él me critica a mis espaldas…», así como al simbolismo del lugar. Esto es lo que vamos a averiguar ahora. Será particularmente útil en dolencias tales como los reumatismos, los dolores y los problemas de piel.

PIES

La tierra está simbólicamente asociada a la madre, mientras que el cielo lo está al padre. Los pies están, pues, relacionados con la tierra y con la madre. Es la madre que nos cuida y nos nutre.

FRASES EMOCIONALES CONFLICTIVAS:

Pies planos:

- ✓ Busco el contacto con mi madre.
- ✓ Necesito más contacto con ella.
- ✓ Me siento oprimido por mi madre y me someto porque no puedo escapar (mis pies están en contacto con el suelo), me dejo hacer.

Pies cavos:

- ✓ No quiero someterme a mi madre, no dejaré que me domine: soy un rebelde.

TOBILLOS

- ✓ He tomado la dirección equivocada. Quiero ir a tal sitio pero me obligan a ir a otro.
- ✓ Estoy encadenado como un esclavo, con grilletes en los tobillos.

RODILLAS

- ✓ Dudo, estoy indeciso entre ir a la derecha o a la izquierda; «¿qué dirección tomar?».
- ✓ Me someto, estoy obligado a vivir de rodillas, a arrodillarme siempre.
- ✓ Me valoro muy poco deportivamente, no llego a usar mis rodillas como debería.

PELVIS

✓ Me tengo en poca estima porque durante el acto sexual no soy como quisiera.

✓ No quiero acoger a nadie ni a nada.

COLUMNA VERTEBRAL

✓ No estoy a la altura.

✓ Debería hacer las cosas mejor, pero no llego.

HOMBRO DERECHO

✓ No valgo para estudiar, no soy bueno en eso, soy incapaz de hacer lo que se me pide.

✓ Me siento muy poca cosa al lado de mi padre.

HOMBRO IZQUIERDO

✓ No valgo nada al lado de mi madre, ni siquiera para encargarme de los animales de casa porque soy mal amo.

Nota: Las explicaciones sobre los hombros varían según se sea diestro o zurdo.

NUCA

✓ Estoy obligado a bajar la cabeza, encorvarme, humillarme y eso no es justo.

✓ Me da mucha rabia tenerme que doblegar.

ARTICULACIÓN TEMPOROMANDIBULAR

✓ Me siento muy poca cosa porque no he podido expresarme como debería; tendría que haber abierto la boca cuando me callé.

✓ Quería comer tal cosa y no pude hacerlo.

Para la **DESCODIFICACIÓN DE LAS ARTICULACIONES, DE MANERA GENERAL,** podrías buscar por ti mismo **para qué sirve cada articulación.**

✪ **EJEMPLOS:**

Un adolescente hace **tenis** pero no está nada contento de sus resultados. Tiene problemas en el codo del brazo derecho.

Otro estudia **violón** y es severamente criticado por su profesor el día del examen; tiene dolores en el hombro izquierdo, que es el que soporta el instrumento.

Un chico adora el **futbol** pero su club lo tiene en reserva y no juega nunca; tiene dolores lumbares porque no puede usar sus piernas para jugar.

Un joven está encantado con las competiciones de **motos** pero, tras una caída y su correspondiente fractura, tuvo que dejarlo por un año. Va a ver a sus compañeros todos los fines de semana. Como no puede competir con ellos, se le desencadena una descalcificación en el hueso de la mano derecha. Ésta es la parte que usaba para acelerar y manejar su moto. Si no puede ir en moto ¿para qué quiere esa mano?

Hay adolescentes que tienen dolor en los dedos por culpa de los **teclados** o del **mando de la Play**. No pueden usar sus dedos tanto como quisieran o de la forma que les gustaría. Así que se desvalorizan porque no pueden usar sus manos como necesitan «tengo manazas inútiles».

LAS DIFICULTADES ESCOLARES

Las dificultades escolares pueden, en algunos casos, estar relacionadas con un momento de la vida personal o con la de la madre, el padre u otros ancestros. Vamos a ver algunos ejemplos:

Una jovencita, en el instituto, es negada para la **física**, a pesar de ser buenísima en otras materias. Se siente muy burra por sus pobres resultados en física. Cuando llega la clase de física, sólo con pensar en esa palabra, se estresa, se pone mala. Justamente a causa del estrés, está menos atenta a las explicaciones, se pasa el tiempo pensando en cuándo acabará la clase, y no puede memorizar lo que dice el profesor.

Otro estudiante de instituto tiene problemas con la **física y la química**. Su abuelo murió en un accidente, al caer por encima de un puente. Su abuela fue seriamente quemada por un ácido durante la guerra. Su primera clase de física trató de la «caída de los cuerpos»; de inmediato, se puso inconscientemente nervioso porque su abuelo había muerto de una caída. La clase de química trató sobre el equilibrio ácido-alcalino; lo mismo: la palabra «ácido» le recordó inconscientemente a su abuela quemada. Al estar estresado no atiende bien y no memoriza, de manera que saca malas notas.

Otros niños tienen problemas con las mates, muchos de los cuales provienen de familias recompuestas, con divorcios, bodas, cambios, lo que se traduce en divisiones, sumas, multiplicaciones y restas, todo ello lleno de estrés, conflictos y complejidad. El niño con estos problemas, cuando llega a la escuela primaria y empiezan las mates, desarrolla un estrés tremendo. Inconscientemente, no tiene ganas de restar ni dividir ni sumar nada, porque eso lo hizo infeliz.

Un niño tiene problemas en matemáticas cuando empieza a desarrollar ecuaciones con su «X» incógnita. Fue adoptado tras su nacimiento e inscrito como «nacido de X». La X, la incógnita, es muy angustiosa para él.

Otro adolescente detesta la historia porque la suya propia es dolorosa. Su padre no quiso reconocerlo cuando nació, nunca pudo conocer a sus abuelos paternos ni a sus bisabuelos. Hay mucha tristeza en la vida de sus ancestros, muchos dramas. Desde que empezaron las clases de historia se puso ansioso, no tiene ganas de saber nada del pasado. El pasado fue doloroso para su familia.

Otro niño tiene problemas con la geografía. Sus padres lo perdieron todo durante el éxodo de la guerra. Su familia tuvo que salir corriendo y sus propios padres ya habían emigrado anteriormente por la guerra de su país de origen. Así que, con tanta emigración a causa de la guerra, la geografía no es bien recibida.

Algunos niños detestan la lengua e incluso la filosofía. En ambos casos, se trata de hablar de ellos, de sus emociones, y no lo llevan bien porque son tímidos, les falta confianza o no quieren hurgar en su interior, prefieren los secretos porque son introvertidos. Pero la lengua requiere escribir redacciones, por ejemplo, o hacer comentarios de texto. Ese tipo de alumnos prefieren las materias científicas, tales como las matemáticas, porque no hay implicaciones personales en ellas. Además, en ciencias las cosas no son para tanto. Dos y dos son cuatro, tanto si uno se pone nervioso, como si tiene manías, como si es feliz.

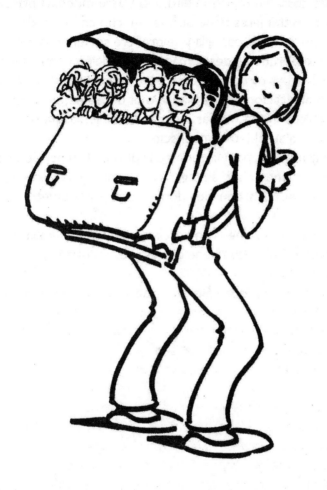

Por el contrario, otros detestan las ciencias y prefieren la lengua, porque les gusta ser reconocidos personalmente, expresarse, hablar de ellos y de sus emociones, mientras que las mates son algo muy impersonal. Como no pueden expandirse en estos terrenos, prefieren las materias de letras.

Hay chicos y chicas a los que les encantan las lenguas extranjeras porque «así mi madre no puede entenderme» o «quiero cambiar de idioma cuando me plazca». Un español no dirá nunca que el castellano es su lengua paterna, sino la materna. Así se presentan las cosas en nuestra cultura. De este modo, el placer por las lenguas extranjeras tiene que ver mucho con la madre, ya sea porque hay conflicto con ella y se prefiere cortar toda comunicación, ya sea porque se desea más comunicación con ella y multiplicar las lenguas ofrece mayores oportunidades. En ocasiones, la buena comunicación con la madre o el deseo de mejorarla hace que los chicos lleven mal las lenguas extranjeras, que de nada le servirían para su objetivo inconsciente.

Los hay negados para la geometría porque han perdido sus referentes; no tienen claro su lugar en la familia y se sienten perdidos en general. No saben bien dónde viven y la geometría aumenta su confusión.

A menudo hago que las madres me hablen del embarazo que tuvieron con el niño que tiene dificultades escolares. ¿Hubo algún episodio traumático?

Como siempre, esto sólo son pistas de búsqueda, no verdades absolutas.

ALGUNOS PROBLEMAS PSICOLÓGICOS

Las dificultades psicológicas, emocionales o comportamentales, igual que los problemas físicos, tienen un punto de partida. Es decir, que aparecen en un momento preciso durante el cual nos hemos sentido mal, incomprendidos, enrabiados o cualquier otra cosa, sin haberlo llegado a expresar. Salvo que esta tensión se manifieste en nuestro cuerpo, aparecerá en nuestra mente o en nuestras emociones. Es como si nuestra historia, nuestro pasado, las vivencias de cada cual, tuvieran diferentes caminos para expresarse, escenarios diversos o pantallas diferentes. Un sufrimiento como la decepción provocada por un noviete, puede desencadenar problemas en los ovarios o los pechos de una jovencita, o puede que desencadene problemas emocionales como una depresión o la agresividad, aunque también podría aparecer en su comportamiento, haciendo de ella una persona hiperactiva o abatida y apática, con dificultades para concentrarse y para rendir en los estudios, como hemos visto anteriormente.

ADICCIONES Y DEPENDENCIAS

✓ Dependo demasiado de alguien (mi padre o mi madre…) y rechazo depender de nadie, así que me hago dependiente de otra cosa.

✓ Me siento dependiente de mi estado de dependencia.

✓ Siempre tengo que depender de algo o de alguien.

✓ La dependencia me sirve para aliviarme por alguna cosa que me falta.

El problema no está nunca en el objeto de la dependencia sino en la relación que se tiene con dicho objeto. Las dependencias son, siempre, un problema de relaciones.

✓ No puedo ser yo mismo sin esa persona –objeto– situación… Eso significa que la relación con uno mismo no es completamente buena. Algo falla. Quizás se tenga miedo, vacío existencial, una mala imagen de sí mismo…

ALCOHOL

✓ **Me falta calor, fantasía, bienestar y dulzura.**

✓ Necesito amor, pero el que me han dado hasta el momento no ha sido bueno para mí.

✓ Quiero otra forma de afecto, con ternura, con dulzura.

TABACO

✓ Tengo miedo de vivir, de afrontar la realidad.

✓ Prefiero esconderme tras una nube de humo.

✓ **Tengo la sensación de ser libre, de ser alguien, de tener confianza en mí mismo, de estar lleno de vida.**

✓ No quiero morir, ni que me falte espacio y libertad.

✓ Me siento oprimido, atrapado.

SEXO

✓ **Necesito tener mucho contacto y muchas relaciones, tocar a los demás y ser tocado para sentirme vivo, para existir.**

✓ Cuando estoy solo aparece la nada.

✓ Si la vida no es alegre y placentera, no merece la pena vivir. Ya he sufrido bastante. No quiero sufrimientos.

VIDEOJUEGOS

✓ **La realidad en su conjunto, o un elemento de la realidad, es muy aburrida, me resulta insoportable.**

✓ Quiero un mundo diferente al que vivo.

✓ Quiero tener el control de las cosas.

✓ Soy el jefe absoluto, y yo decido.

✓ Soy como una especie de dios todopoderoso, que lo controla todo.

DROGAS

✓ Confundo mis sueños con la realidad.

✓ No quiero pensar en nada.

✓ La vida cotidiana es insoportable, yo quiero cosas nuevas y maravillosas.

✓ **No quiero relacionarme con una persona de mi entorno, así que rompo con todo y con todos.**

✓ La vida que me ha tocado vivir no me gusta.

✓ El mundo real es muy doloroso y no lo quiero.

✓ Es difícil vivir en este mundo horrible y adaptarse, prefiero crearme una nueva realidad.

✓ No me soporto a mí mismo, me siento extraordinario cuando salgo del mundo real y no uno del montón.

AGRESIVIDAD

✓ No me siento respetado por lo que soy o por quien creo ser. Me falta confianza en mí mismo, no sé quién soy, necesito que los demás me tengan en cuenta y me respeten.

✓ **Tengo sentimientos encontrados por dos problemas o situaciones: no me respetan y lo que me está pasando no es justo (ira + identidad).**

ANOREXIA

✓ No puedo nutrirme de la historia de mi familia.

✓ Necesito distancia de eso que no puedo tragar.

✓ El amor, el afecto, la nutrición emocional que me ofrecen me resulta indigesta e inaceptable.

✓ Tengo miedo de mi cuerpo, de sus formas, de mi energía sexual.

✓ **Tengo miedo a perder el control.**

«Voy a explicarte mejor lo que pasa con el tema de la anorexia porque, quizás, ahora mismo estés empezando a tener problemas con la comida, puede que te des cuenta de que tu relación con los alimentos no es tan positiva como en las demás personas y a lo mejor tus padres se están empezando a inquietar contigo. Aunque tengas hambre, aunque tu estómago se retuerza, controlas lo que comes o evitas comer o comes lentamente y sin el menor placer.

Cuando eras pequeña —o pequeño— la comida y el afecto eran la misma cosa para tu cuerpo. Estabas fuertemente unida a la persona que te alimentaba, porque alimentarse es una cuestión vital para un bebé, de cara a su supervivencia. Y cuando tu madre te cogía en brazos para alimentarte, al mismo tiempo te daba afecto. Sin embargo, puede que para ti no fuese una experiencia agradable, puede que te sintieras asfixiada o con la barriga demasiado llena. En esos casos la madre suele estar depresiva o nerviosa.

Esa sensación de malestar en el momento de comer se desarrolló cuando eras un bebé y fue creciendo lentamente en tu interior, quizás de forma inconsciente hayas querido aliviar a tu madre de sus penas. No piensas directamente eso pero necesitas tomar distancia de ella para hacerte una mujer independiente –o un hombre si eres un chico–, para dejar atrás tu infancia y arrebatarle a tu madre el papel de protectora.

Si no consigues controlar la pulsión que te empuja a pensar todo el tiempo en la comida, tendrás crisis de vómitos, porque cuando eras un bebé tu mamá respondía bien a ese comportamiento en algunas ocasiones, mientras que en otras parecía distante. Es esa distancia la que ha creado un vacío dentro de ti. Un vacío que no puede colmarse de ningún modo…».

BULIMIA

✓ En el fondo estoy ansiosa y quiero esconderlo.

✓ Temo no tener el afecto de los demás, necesito alimento real o afectivo.

✓ Algo o alguien no me gusta, mi madre, mi padre, mi cuerpo…

✓ Siento un gran vacío en mi interior y mucha angustia, así que como para colmar ese vacío, que nunca se llena.

✓ Nadie me comprende, me siento sola/o.

✓ **La sexualidad me da miedo, no me gusta ese tema.**

✓ Quiero esconderme pero, al mismo tiempo, que no se olviden de mí.

MASTURBACIÓN, ONANISMO

Fase normal del descubrimiento del propio cuerpo y del placer que éste puede procurar.

Pero cuando la masturbación se convierte en la única fuente de placer sexual, entonces se trasforma en una patología. En este caso, el problema no es la masturbación en sí misma, sino el rechazo a enfrentarse al sexo contrario por miedo o por complejos.

✓ Me considero una birria y no tengo confianza en mí.

✓ Temo el fracaso.

✓ No quiero crecer.

✓ **Tengo miedo de mis padres o no quiero ser adulto.**

✓ Me siento separado del contacto con alguien a quien no me atrevo a acercarme.

FOBIAS

✓ **He vivido una mala experiencia que no me esperaba en ab-soluto, para nada.**

✓ Prefiero estar prevenida que me pillen por sorpresa. Así que me espero lo peor en todo momento o en ciertas circunstancias que me recuerdan al instante en que tuve la mala experiencia.

○ **EJEMPLO:** muchedumbre, oscuridad, aviones…

MORDERSE LAS UÑAS

✓ Tengo que controlarme porque me siento agresivo.

✓ **No sé gestionar mi ira, mi violencia, mi energía.**

✓ Quiero que se acabe la agresividad de quien me ha hecho daño.

PÁNICO ANTES DE LOS EXÁMENES

✓ Me espera lo peor.

✓ La gente está ahí para fastidiarme.

✓ Me juzgan todo el tiempo.

✓ **Necesito ser aprobado, reconocido, valorado por todo el mundo porque me falta confianza en mí mismo.**

✓ Mis padres nunca me dicen que sirvo para algo.

SONAMBULISMO

✓ Quiero hacer una cosa pero me lo impiden y me someto por miedo.

✓ Acepto vivir inhibido.

✓ **Necesito hacer algo, ir a algún sitio, pero ¿cómo lo hago?**

TARTAMUDEO

✓ Temo no tener tiempo para advertir a otra persona de que algo grave está pasando.

✓ Mi madre (o mi padre) y yo no tenemos el mismo ritmo: ella va demasiado rápido y yo siempre corro detrás de ella.

✓ Ella pretende que las cosas se hagan y se acaben cuando aún las está diciendo.

✓ **Vivo en permanente presión y necesito ralentizar mi ritmo, aunque no lo consigo.**

TICS

✓ Es la única forma que tengo de existir y de que me den importancia y estén por mí.

✓ Me siento desplazado, nadie se interesa por mí.

TOC (PROBLEMAS OBSESIVO-COMPULSIVOS)

✓ Estoy angustiado, me han manchado y estoy solo.

✓ Nadie me comprende.

✓ ¡Qué dura es la vida!

✓ Tengo que controlarlo todo o perderé la vida.

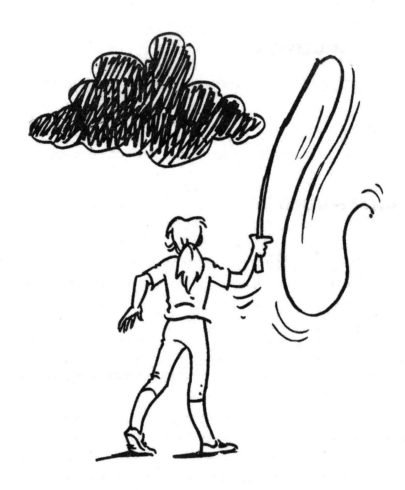

¿Y LOS BEBÉS?

¡Hasta los más peques tienen emociones!

Quedé fascinado cuando alguien me preguntó: «¿Por qué los bebés se ponen enfermos aun sin tener emociones traumáticas?»

Los bebés, no sólo tienen emociones sino que me atrevería a decir que ¡no tienen otra cosa! Los bebés son como placas sensibles, reactivas a todo tipo de estímulos. Cada cara, cada situación, cada experiencia es para ellos una experiencia emocional pura, nada más. ¿Hacen un análisis de la situación, reflexionan lógicamente al respecto de lo que les pasa?

… ¿A ti qué te parece?

… Naturalmente que no. Tienen necesidades, son sus propias necesidades y son dependientes de la madre para colmarlas. ¡Es como si fueran impedidos físicos y mentales! Temporalmente, claro está.

Pueden tener las mismas enfermedades que las que ya hemos comentado, si han sentido las emociones correspondientes.

También hay enfermedades específicas de bebés, igual que las hay específicas de los adultos (infartos, fibroma uterino, endometriosis, úlcera de estómago, desprendimiento de retina…) y de los mayores (próstata, Párkinson, Alzheimer…).

En el niño muy pequeño hay algo muy particular: sus emociones suelen ser las mismas de su propia madre; en efecto, los padres comen uvas y los niños rechinan los dientes. A eso se le llama conflicto trasgeneracional. El origen de la enfermedad del niño puede estar, a veces, en los ancestros o en la vida intrauterina. **«¿Qué vivencias tuvo la madre durante su embarazo?»** es una pregunta muy importante, porque el bebé está en simbiosis con la madre y siente lo mismo que ella, hay una unidad biológica, su circuito sanguíneo está ramificado con el de su madre.

En resumen, las enfermedades del niño pequeño pueden venir de:

☆ un conflicto experimentado por él,

☆ un conflicto experimentado por su madre,

☆ traumas de la vida intrauterina, de la madre o de él mismo,

☆ un conflicto vital antes de la concepción, la herencia trasgeneracional.

CARTA A LOS PADRES

¿De dónde viene el niño?
¿Del pasado?

No. Somos nosotros, sus padres, los que venimos del pasado. Somos nosotros los que colocamos el peso sobre él, proveniente del pasado familiar. Nuestros proyectos. Nuestros deseos. Nuestros miedos. Nuestro inconsciente. Nuestra educación. Todo eso es nuestro pasado en ellos, que se sedimenta y se convierte en una molestia, una tensión, una enfermedad, una prisión, sus propias células.

Todo eso, nuestro pasado, contra el que se debaten como para escapar de una trampa, como el brote que hace esfuerzos para romper el receptáculo que lo encierra, lo protege y lo aísla del mundo, puede resultar una prisión, e incluso una tumba para él.

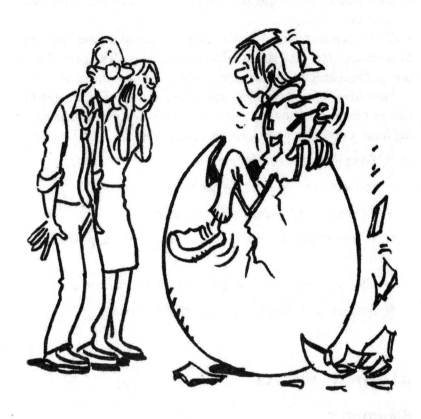

Sí, nuestra historia no es más que una concha que desea proteger a nuestros retoños. Y sus primeros esfuerzos para andar por la vida están destinados a romper la concha, el envoltorio, nuestra historia, nuestro inconsciente, nuestro pasado. Como si tuviera que reparar nuestro sufrimiento antes de empezar a vivir su propia vida.

Y sólo luego pueden dejar de lado de dónde vienen para centrarse en su porvenir, en el futuro.

El futuro hecho presente en sueños, en su imaginario, en sus deseos fantasiosos, en su creatividad hormigueante, rebosante de vitalidad y destructora de los polvorientos museos de la historia.

Los niños se mantienen a horcajadas en el horizonte y son los que hacen que se levante el sol cegándonos los ojos, maravillando nuestros sentidos, que tan mal soportan los esplendores desconocidos.

De no ser así, todos seríamos como nuestros padres, idénticos en todo aspecto, estaríamos tallando armas de sílex agachados en una gruta, al acecho de cualquier sombra en movimiento.

Pero los niños, en cada generación, atrapan a los niños que nosotros mismos fuimos para hacerlos niños nuevos, embajadores del futuro, nutridos por el sueño de los dioses.

☆ Eduquémosles sin someterlos.

☆ Hablémosles después de haberlos escuchado.

☆ Aconsejémoslos de manera inspiradora.

☆ Guiémoslos hacia donde se encuentran para que aprendan lo que saben.

☆ Ellos son nuestros maestros, nuestros sanadores.

☆ Son los sacerdotes de una religión sin pasado.

ALGUNAS PISTAS

BRONQUITIS

✓ Alguien cercano debería calmarme pero me da miedo. Su ansiedad me llega al fondo.

CARIES DENTAL

✓ ¿Puedo morderte, demostrarte mi agresividad, decirte que «no»? Y tú me dices: «¡sonríe!».

COSTRA LÁCTEA

✓ Me han separado del fondo del útero con la caricia de las manos de mamá.

ERITEMAS EN EL CULITO

✓ Todo me molesta.

✓ Estoy enfadado.

✓ No soporto los problemas, los malos rollos.

✓ No quiero cambios.

FIEBRES

✓ Me falta calor, vida, presencia y amor.

ORZUELOS

✓ No puedo asimilar lo que veo.

✓ Se toman mis peticiones como si fueran caprichos, tonterías.

OTITIS

✓ Quiero atrapar una cosa a través de mi oído: la voz de mamá, una palabra amable… algo que me alivie y tranquilice.

REFLUJO GASTROESOFÁGICO

✓ Es inaceptable lo que me imponen.

✓ La persona que me alimenta está estresada, no quiero nutrirme de su ansiedad.

✓ Nunca tengo bastante, necesito más afecto.

RINO-FARINGITIS, NARIZ GOTEANTE

Es un conjunto de sentimientos en relación al miedo, a la falta de confianza en uno mismo y a la frustración.

Resfriados

✓ Estoy angustiado.

✓ Eso me huele a chamusquina, en sentido real o figurado.

✓ Hay algo que huele mal en relación al padre.

✓ Los demás no tienen que notar que me acerco.

✓ Tengo que analizar los olores que hay en el aire para percibir el peligro.

Sarampión

Asociación de un conflicto de la piel con otro de las mucosas nasales: me siento profundamente separado, íntimamente separado.

✓ ¿Podré sobrevivir si mi madre me deja solo?

✓ La autonomía me asusta.

✓ Es muy duro dejar los brazos de mamá.

✓ Me huelo algo malo, voy a tener una desagradable sorpresa.

✓ Debo percibir el mundo a través de mis sentidos y no de los de mis padres.

✓ **Niño bloqueado en el estadio oral[7]: llevo mal superar esta etapa de separación.**

✓ No acepto mi crecimiento.

○ **EJEMPLO:** los pieles rojas

Muchos amerindios fueron diezmados con la llegada de los europeos. Los bebés pieles-rojas no eran destetados y podían mamar durante años. No sufrían conflicto de separación de sus madres. Éste no era el caso de Europa, porque aquí el ritmo de vida era distinto, muchos bebés europeos eran alimentados por nodrizas, etc. Los bebés americanos entraron de golpe en contacto con unas costumbres radicalmente diferentes a las que conocían. Los adultos morían en gran número, entre otras causas por el sarampión, además de los combates, naturalmente.

Rubeola

Como el sarampión, es separación y vergüenza (la vergüenza hace enrojecer la cara).

✓ Quiero purificarme de una cosa que me resulta extraña.

Escarlatina

✓ No puedo franquear la etapa edipiana.[8]

✓ Descamación, cambio de piel.

Vegetaciones

✓ Necesito estar en contacto con un olor agradable, por ejemplo el de mamá, o un olor que me resulte calmante.

✓ Estoy tan ansioso que aumento hasta el menor de mis problemas.

Y AHORA QUE SÉ POR QUÉ ESTOY ENFERMO... ¿QUÉ HAGO?

ME OCUPARÉ DE MÍ
COMO RARAMENTE HE HECHO

«Ser adulto, desde el punto de vista de un adolescente, es no entender nada, mear fuera del tiesto... También implica ser «un carroza», estar siempre cansado, un carcamal que tiene que tomar medicamentos para todo. Cuando se tienen quince años se tiene una incontestable lucidez sobre los pequeños (o grandes) problemas de la gente que llaman «mayor». ¡Y una voluntad férrea para no volverse como ellos![9]

Aquí presento un sencillo modo de empleo para no convertirse nunca en una de esas «personas mayores» y mantenerse siendo uno mismo, sano, fuerte e íntegro.

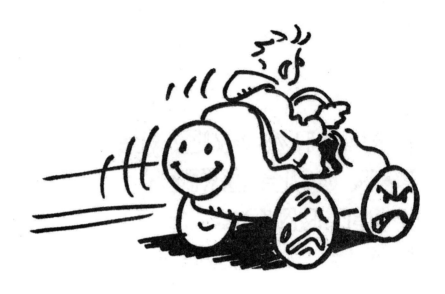

BUSCA LO QUE SIENTES

Para empezar, lee estas palabras de sentimientos. ¿Los conoces? ¿Cuáles de ellos ya has experimentado sin poder expresarlos por no encontrar las palabras adecuadas? Puedes copiar los sentimientos que tengas habitualmente y repetirlos tanto como te sea posible. Escribe, de 0 a 5, tu nivel de sentimiento hoy, luego cada mes y, tras haberlos experimentado, compara el nivel e intensidad del sentimiento. ¿Es diferente con el tiempo?

SENTIMIENTOS NEGATIVOS

Abatido	Abrasado
Acabado	Acartonado
Acogotado	Acorralado
Adherido	Afligido
Agobiado	Agredido

Agresivo	Agriado
Ahorcado	Ajetreado
Amargado	Anestesiado
Angustiado	Anihilado
Ansioso	Apático
Apenado	Aprisionado
Arrancado	Arrastrado
Arrinconado	Arrollado
Arrugado	Arruinado
Asesinado	Asfixiado
Asombrado	Aspirado
Asustado	Atacado
Atado	Atascado
Aterido	Aterrorizado
Atiborrado	Atomizado
Atónito	Atormentado
Atragantado	Avergonzado
Barrido	Bloqueado
Boicoteado	Cabreado
Cagado	Calcinado
Carbonizado	Carcomido
Cautivo	Celoso
Ceniciento	Clavado
Colérico	Complicado
Comprimido	Comprometido
Confuso	Congelado
Congestionado	Conmovido
Consumido	Contrariado
Contrito	Cortado
Crispado	Crucificado
Culpable	Débil

Decapitado	Decepcionado
Decrépito	Defraudado
Demolido	Derrotado
Desanimado	Desarraigado
Descentrado	Desconfiado
Desconsolado	Descontento
Descorazonado	Descorazonado
Descuartizado	Desencantado
Desengañado	Desesperado
Desestabilizado	Desestructurado
Desfasado	Desgarrado
Desilusionado	Desmontado
Desmoronado	Desorientado
Despedazado	Despegado
Desplazado	Destrozado
Destruido	Devastado
Disgustado	Disminuido
Disperso	Distraído
Dubitativo	Empalado
Emparedado	Encadenado
Encarcelado	Enfadado
Engullido	Enmohecido
Entumecido	Escarchado
Escéptico	Estremecido
Estresado	Estropeado
Estupefacto	Exasperado
Explotado	Gruñón
Guillotinado	Harto
Hecho polvo	Helado
Herido	Hirviente
Humillado	Hundido

Impaciente	Incapaz
Incierto	Indeciso
Indolente	Inflamado
Inquieto	Inseguro
Iracundo	Irresoluto
Irritado	Jodido
Liado	Ligado
Lleno de remordimientos	Maltratado
Mareado	Melancólico
Mellado	Molestado
Mortificado	Mudo
Nervioso	Nostálgico
Odioso	Paralizado
Patas arriba	Perdido
Perplejo	Podrido
Preocupado	Prohibido
Quebrado	Quemado
Rechazado	Requemado
Resbalado	Resentido
Resignado	Revolucionado
Rígido	Roto
Saturado	Sísmico
Sombrío	Suspicaz
Temeroso	Tenso
Titubeante	Triste
Triturado	Ultrajado
Vacío	Vejado
Verde de envidia	Verde de rabia

LIBÉRATE DE LO QUE SIENTES

En ocasiones te puedes sentir desbordado por tus emociones, ya sea ira, rencor, miedo, tristeza, celos u otras, pero no puedes hacer nada para cambiar esos sentimientos. Te parece normal sentir esas cosas de vez en cuando y, en cualquier caso, son los demás los que deberían cambiar. Eso es lo que lo llamo «ser cabezón», ser caprichoso, ponerse cazurro y testarudo y en ese momento no se puede contigo porque era tú mismo quien mantiene el problema. Aunque sea posible que tu comportamiento lo haya desencadenado el comportamiento de otra persona, esa actuación ajena forma ya parte del pasado. Hace ya media hora de eso, dos horas, tres días, seis meses… Y ahora estás solo en tu cuarto o en un bar o con tus colegas y no aprovechas el tiempo ni eres feliz ni te lo pasas bien, como si encontraras algún raro placer en el sufrimiento, como si te satisficiera ser desgraciado y, en ese caso, no puedo ayudarte.

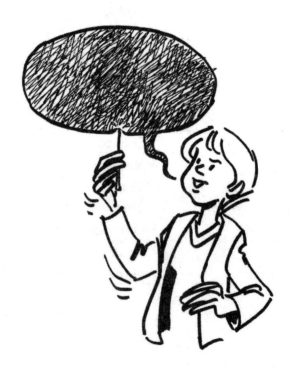

Es necesario que te des cuenta de que **eres tú quien hace que dure la mala leche**, el sufrimiento, y que la primera etapa consiste en decidirse a pasar página y a otra cosa, mariposa. No estoy hablando de perdonar ni de pasar de todo ni de tomarse la vida a cachondeo. Pero en todos los casos: tienes que decidir ser feliz y centrarte en otras cosas, aunque no olvides.

Así, cuando te sientas mal, cuando sientas infelicidad en tu interior, cuando tengas una emoción desgarradora, que te molesta y te amarga la vida, te darás cuenta de que vives mucho mejor sin esos sentimientos y sólo entonces podrás empezar a hacerte algunas preguntas.

☆ **¿QUÉ SIENTES VERDADERAMENTE?**

☆ **¿QUÉ NECESITAS?** Y si ya tuvieras eso que necesitas, si crees que te sentirías mejor. A decir verdad, no podrás seguir sintiéndote mal. Puedes hacer una lista de todas tus necesidades hasta encontrar alguna que no dependa de ti mismo.

   Porque hay muchísimas cosas que no dependen de ti, como por ejemplo: la necesidad de ser amado, reconocido, de que te protejan, de que te valoren. Puedes hablar y escribir sobre todo esto, pero no dependerá nunca de ti.

☆ Pregúntate: **SI CONSIGO TODO ESO ¿SERÉ REALMENTE FELIZ Y ME SENTIRÉ PLENAMENTE COLMADO?** Y entonces llegamos a la necesidad central, una necesidad que no depende de ti y que te hará libre. Si los otros te reconocen, sientes que existes e importas, por lo tanto, de lo que tienes auténtica necesidad es de existir. Si los demás te protegen te sientes tranquilo y alegre, por lo tanto lo que necesitas es tranquilidad y alegría. Si los demás te aman, sientes que tienes un lugar en el mundo, así que tu deseo real es el de tener un lugar en este mundo.

   Y así, progresivamente, si eres honesto contigo mismo, acabarás por definir una o dos **NECESIDADES FUNDAMENTALES QUE NO DEPENDEN DE TI.**

★ **¿QUÉ PUEDES HACER** para que esa necesidad fundamental se vea satisfecha? Por ejemplo: cuidarte a ti mismo, hacer cosas que te gusten mucho, respetarte a ti mismo, expresarte, tener menos expectativas hacia los demás, etc.

★ **¿Y UNA VEZ LLEGADO EL PROBLEMA?** Ya he apuntado la necesidad de reaccionar lo antes posible. Desde el momento en que te sientes mal pregúntate: ¿qué acaba de pasar? Es lunes por la mañana y no me siento feliz. El viernes todo estaba bien, el sábado por la mañana también, pero el sábado por la tarde ya no. ¿Qué pasó el sábado por la tarde? Justo después de la comida, me llamaron por teléfono y mi novio me dijo algo que me disgustó o mis padres tuvieron un comportamiento desagradable. Pero ¿qué pasó exactamente después de ese episodio? Cuanto más preciso seas, más fácilmente podrás pasar a otra cosa. Si me dices: «Mi novio me ha dado un toque por teléfono», yo te preguntaría si el malestar empezó al principio o al final de la llamada. Me dirás que fue, precisamente, cuando te dijo la siguiente frase: «Tu amiga está muy buena y es simpática, me alegro de que me la hayas presentado». Al oír eso algo se te ha roto por dentro. Te has puesto a temblar. También podría haber pasado que estuvieras hablando de tus cosas con tu madre y ésta te dijera: «No me interesa, nena, mejor me cuentas otra cosa» o cuando te has dado cuenta de que bostezaba o que estaba distraída y que luego ha mirado el reloj en lugar de escucharte con atención.

LO ESENCIAL ESTÁ SIEMPRE ESCONDIDO EN UN DETALLE. Una vez encontrado el acontecimiento externo, escribe en un papel todo lo que te ha pasado durante el episodio. Haz un dibujo del episodio. Dibuja lo que has sentido, es decir, el acontecimiento interno. Llama a quien sea tu persona de confianza para explicarle estas cosas y háblale de los dos acontecimientos, el externo y el interno. Expresa con claridad tus emociones.

☆ Y sobre todo **HABLA DEL ACONTECIMIENTO INTERNO.**

Se viven dos tipos de acontecimientos:

1. El acontecimiento externo: mi madre mira el reloj cuando le cuento mis problemas.

2. El acontecimiento interno: me siento poco importante, veo que pasa de mí y no creo que haciendo eso se pueda decir que me quiera ni que le interese mi vida. Ése, el acontecimiento interno, es el que hay que expresar.

☆ Luego puedes hacerte la siguiente pregunta: **QUÉ IMPORTANCIA TIENE, EN EL FONDO, EL COMPORTAMIENTO DE LOS DEMÁS,** lo que ha hecho, lo que no debería haber hecho o lo que no ha hecho y sí debería haber hecho.

¿Qué cambia lo que soy yo, en el fondo de mí, por culpa de su actuación?

¿Acaso ya no me llamo como me llamaba?

¿Ha cambiado el color de mis ojos?

Cuando tal persona no me invita a su fiesta ¿se me cae todo el pelo?

¿Me quedo cojo o manco?

Si alguien me hace daño ¿cambia el día de mi cumpleaños o mi código genético?

Sencillamente, pregúntate si hay algo que cambie realmente de ti por culpa de la manera de proceder de los demás.

Y después pregúntate si tus expectativas se tienen que adaptar siempre al modo de ser de los demás.

Recuerdo a ese niño de cincuenta y tres años que iba siempre a la panadería y salía llorando. Un día, alguien le preguntó: «¿Pero por qué lloras? ¿Te han hecho daño?».Y el niño de cincuenta y tres años contestó: «No, pero yo quiero comer pollo al ajillo y aquí nunca tienen». Entonces, la otra persona le sugirió que posiblemente se estaba equivocando de tienda, que en la panadería no se vendía pollo al ajillo. «Sí, ya lo sé, pero yo quiero que sea la amable panadera la que me venda mi plato favorito». Y aquella persona le respondió: «Entonces lo que te pasa es que eres un caprichoso y un testarudo. Si sabes que en la panadería no se compra pollo al ajillo y sigues viniendo, mañana también saldrás llorando porque eres tú el que no quiere cambiar de parecer». El niño de cincuenta y tres años espetó: «Estoy harto de sufrir y de llorar, realmente quiero que las cosas cambien». Y aquella amable persona le aconsejó: «Lo que tienes que hacer es irte a un súper, pasearte y mirar todo lo que hay. Cuando lo hayas mirado todo, le pides al tendero alguna cosa de las que vende. Como la tendrá seguro, no podrás sentirte frustrado ni decepcionado, ni triste ni enfadado». Así que el niño de cincuenta y tres años reconoció: «Pues es verdad... Un día entré en un colmado y pedí cinco litros de gasolina y, como no tenían, me enfadé mucho y me entraron ganas de romper toda la tienda».

A partir de ese día, ese niño mayorcito aprendió a ser adulto siguiendo ese consejo. Aprendió a adaptarse a cada persona que conocía. Escuchaba, observaba: ¿qué puede ofrecerme esta persona para compartir conmigo? ¿Cosas materiales, buenas conversaciones, amistad...?

Y jamás volvió a sentirse decepcionado porque aquel desconocido le enseñó una lección: «No esperes que te den lo que tú mismo no das y ofrécete a ti mismo lo que puedas».

También le dijo: «Sé para los demás un modelo del tipo de relación que quieres mantener con ellos. Es una cosa tan simple como evidente: respétate y serás respetado, ámate y serás amado, valora tus cualidades y te valorarán. Ciertas personas no querrán reconocer tus virtudes, pero no te afectará porque no les habrás pedido que lo hagan, no esperarás nada de ellos».

Llegó el día de la separación; el ya adulto de cincuenta y tres años preguntó a su guía y amigo: «¿Ya te vas? ¿No tienes más lecciones para mí?», y el otro le contestó: «Ya está bien de lecciones ¿no te parece? Tú no eres mi alumno, ahora eres mi amigo». Y el hombre de cincuenta y tres años comprendió, aunque sin expresarlo, la última de las lecciones y la más importante: llegar a ser como ese hombre, guiar, ayudar y amar a la gente, aunque sean desconocidos, para permitirles liberarse y crecer. ¿Hay algo más extraordinario que ayudar a alguien que no conocemos, que seguramente no veremos nunca más? Inténtalo y entenderás lo que te digo, porque es una experiencia difícil de expresar con palabras.

NO SUFRIR MÁS CON LAS EMOCIONES[10]

Cuando un niño tiene una pataleta, es presa del llanto o cualquier cosa por el estilo, hay unas cuantas preguntas que puedes hacerte, o hacérselas a un amigo o al niño que tiene la pataleta. Es importante no juzgar a la persona, sino ser curioso y amable.[11]

✓ ¿Qué te pasaba ayer cuando no parabas de llorar, gritar y patalear?

✓ ¿Qué recuerdas exactamente?

✓ ¿Cómo te sentías?

✓ ¿Tienes ganas de volver a sentir eso cada vez más a menudo?

✓ ¿Y lo que te llevó a ese estado tiene algún nombre? ¿Cómo lo llamarías?

✓ ¿Si pudieras ver esa sensación, cómo sería?

✓ ¿Puedes hacer un dibujo para ver qué aspecto tiene?

✓ ¿Y qué paso cuando se fue esa sensación?

✓ ¿Se fue a dormir?

✓ ¿Crees que va a volver?

✓ ¿Cómo te sientas ahora?

El objetivo de estas preguntas es darle espacio al niño para que sea testigo de su propio comportamiento, para que se identifique con la emoción que sentía. En ese momento la emoción es extraña, ajena al niño, cuando ya no la siente.

Y sobre todo, la próxima vez que experimente dicha emoción, es bueno utilizar dibujos, imágenes, nombrarla, para ayudarlo a distinguir, A DIFERENCIARSE DE LA EMOCIÓN.

> *«Nada de lo que haya pasado con anterioridad puede impedirte estar presente ahora. Y, si el pasado no puede impedirte vivir el presente ¿de qué te sirve, entonces?».*
>
> ECKART TOLLÉ

SÉ CONSCIENTE DE TU CUERPO

Me hago consciente de mi propio cuerpo y de sus sensaciones; ¿qué parte ocupo yo en este cuerpo, en este templo, en esta casa?

✓ ¿Soy inquilino o propietario de mi cuerpo?

✓ ¿He realquilado un nudillo?

✓ ¿Vivo en mi casa con las ventanas abiertas?

✓ ¿Hay habitaciones que siempre están cerradas?

✓ ¿Es mi casa completamente mía en todas sus partes? ¿Soy consciente de que puedo ir a cualquier rincón de mi casa?

… Puedes ser una emoción… luego otra… llorar… estar triste como un niño pequeño, jugar a las tiendas y creer que las piedrecitas son monedas, que las hojas de los árboles son billetes en el mostrador de tu tienda. «Si me quitan mis piedrecitas me enfadaré muchísimo y no querré jugar más, pero cuando abro los ojos ¡me doy cuenta de que todo está lleno de piedrecitas y que de los árboles siguen cayendo hojas!».

Soy como ese niño que juega a policías y ladrones: el policía se tira sobre el ladrón pero éste se libera en diez segundos. Quieren seguir jugando. Al crecer nos olvidamos de que todo es un juego, nos volvemos serios. Hace ya mucho que jugábamos a policías y ladrones, pero siempre estaremos unidos a las piedrecitas que tomábamos por monedas. *Permanecemos ligados a las sensaciones que son como trazas, vestigios,* que nos separan de la realidad presente.

¿Cómo puede uno separarse del presente? ¿Qué puede haber más fuerte, más intenso que el instante actual? ¿Cómo es posible salir de donde estamos? ¿Cómo se puede ser otro diferente al que somos?

No olvides nunca que lo que te hacer vivir es el aire que estás respirando, no el que respiraste hace diez años, ni el de hace cinco minutos o una hora; lo que te hace vivir es lo que estás a punto de respirar, tú personalmente, no la vecina de al lado; respiras el aire que te da la vida, no el aire de mañana o de dentro de un año.

Es el momento presente lo que te hace estar vivo y eres tú quien vive ese instante.

¿Qué puede separarte del instante presente, del aire que respiras? Nada, nada puede separarte. Tú eres tú y eres quien respira. Cada instante es el nacimiento del universo; cada momento, el instante te trae al mundo y tú traes al mundo el universo a través de tus sentidos; cada momento es el Big Bang y el universo se crea...

¿QUÉ HACER PARA ENFERMAR LO MENOS POSIBLE?

Prevención

¿QUÉ EMOCIÓN EXPERIMENTAS MÁS A MENUDO?

He observado que los seres humanos experimentan, en general, unas pocas emociones muy parecidas. Cada uno de nosotros surfea sobre dos o tres sentimientos principales. Tal amigo monta en cólera a la mínima de cambio y se queja continuamente. El otro siempre está alegre, pase lo que pase.

Mira a tu alrededor, tus padres, tus profes ¿cuáles son sus emociones repetitivas?

★ ¿Tu madre?

★ ¿Tu padre?

★ ¿Cada miembro de la familia?

★ ¿Los que ves a menudo: profes, vecinos, compañeros…?

★ ¿Y tú, cuál es tu emoción central, la favorita?

Para encontrarla tienes que ser valiente para reconocerlo. Puedes preguntar a tus mejores amigos: «En tu opinión ¿cuál es la emoción que tengo más a menudo?». Luego compara las respuestas y la que tenga más votos será la buena.

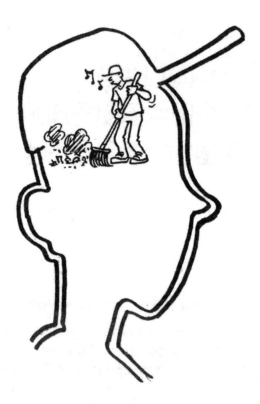

Luego dime:

☆ ¿Te conviene sentir eso cada dos por tres?

☆ ¿Qué otra emoción te gustaría sentir más a menudo?

☆ ¿Qué te impide hacerlo?

Como un actor de teatro, haz como si sintieras la emoción deseada durante un ratito, de vez en cuando.

Cuando sientas algo, escríbelo, habla de ello, haz algo al respecto; si no cambias tus costumbres no se modificará nada en ti, ni en tu cuerpo ni en tu salud.

Te preparas para ir a un lugar a tu gusto, que parece una pradera, un rincón de la naturaleza lleno de flores, plantas, gramíneas y ese lugar está lleno de vida, lleno de promesas de vida. Bajo los apacibles árboles y, a través de la luz del sol naciente, tus ojos perciben el polen que revolotea en el ambiente y tu nariz aprovecha, sin miedo, esos efluvios, esos aromas, con total seguridad.

Es como si tú mismo fueras un granito de polen, ligero, como el viento que te lleva hacia una gruta en la que entras. Las paredes son de arcilla, es un lugar apacible. Estás es un lugar a la vez cálido, húmedo y sombrío.

Te fijas que, al final de la gruta, hay un río que se adentra en la tierra, cae en escondidas entrañas. Fluye secretamente. Como el fuego bajo la ceniza, como la semilla bajo la tierra. Ese río sigue su camino hasta que te sientes atraído hacia la fuente, hacia el exterior. Y, de repente, sales a plena luz con una bocanada de aire fresco en tu cara.

Y te sientes irresistiblemente atraído hacia arriba, hacia el sol, hacia el calor. A tu alrededor también hay plantas, vida, en movimiento hacia arriba. Por un momento te pones casi celoso, como si quisieras todo para ti, todo el sol, todo el calor, toda la luz. A tu lado, no muy lejos, está la luna y te gustaría que la luna te mirara, te acogiera, te encontrara hermoso o hermosa. Te gustaría que esos dos solamente tuvieran ojos para ti. Pero luego te das cuenta de que lo que los demás reciben de ellos no te empobrece para nada. Recibes exactamente todo lo que necesitas. Cada brizna de hierba tiene su sabor inconfundible para todo el día. Cada mañana lo tienes. Quieres explorar este nuevo lugar e irte. Ves una colina y te diriges hacia ella, pero entonces ves otros niños y oyes sus voces. Esos niños juegan en las pendientes de la colina, resbalan por ella, ríen, lloran, poco importa.

La colina es más grande de lo que creías, de hecho, es una pequeña montaña. Es como una potencia en el fondo de ti, una llamada que te impone alegremente continuar tu elevación, tu búsqueda, y escalas pendientes cada vez más abruptas y, a medida que lo haces, tus músculos crecen y se refuerzan. Cuando ves adolescentes cerca de ti, te das cuenta que están explorando, como tú.

Acercándote a la cima, reconoces personas precisas, son tus ídolos, tus héroes, actores de cine o cantantes famosos, escritores de renombre y otras celebridades, gente que quizás hayas querido conocer, a las que quizás hayas imitado alguna vez, divirtiéndote. Puedes dejar que te atraigan como el imán al hierro. Te sientes atraído hacia uno u otro. Esos personajes representan algo que a ti te falta, que deseas, o eso es lo que tú crees. La verdad es que no haces más que intentar acercarte a esa persona para ser como ella. Te sientes en su piel, en su ropa, en su vida, en sus sensaciones, en su historia, en sus talentos. ¿Es energía o es dulzura? ¿Es calma, es creatividad? ¿Qué te habita por dentro, cuál es tu talento, qué experimentas ahora? Por primera vez percibes el mundo como si fueras esa otra persona. De repente, tienes memoria de los conciertos que has dado, de los viajes y las epopeyas, del éxtasis, de la felicidad. Tienes la memoria y las sensaciones y la experiencia. Es como un aprendizaje acelerado, como si el primer día de cole y el último coincidieran en el mismo instante.

Es así como las evidencias toman su lugar en ti. Y así reinan en los dominios de las emociones y los pensamientos. Ahora puedes desplazarte, moverte y conmoverte, estás preparado y puedes descender al valle habiendo integrado, interiorizado, tomado todo lo anterior, todo lo que es bueno para ti y, con ello, podrás trasformarte de algún modo.

Te cruzarás con la misma gente, verás los mismos paisajes en tu camino de vuelta y, al mismo tiempo, todo te parecerá diferente. Ya no ves ni oyes las cosas como lo hacías antes.

Estás cerca de un pueblo o de una ciudad, en cualquier caso hay casas, adultos, y cuando los miras, en cierto modo, te das cuenta de que en tu interior sabes que cada adulto es un héroe, un hombre o una mujer excepcional y nadie lo sabe, sólo tú.

Te has convertido en el héroe de tu vida.

ALEGATO PARA LA EMOCIÓN

La energía más eficaz es la emoción. Es nuestro carburante, la gasolina misma de la vida, nuestro combustible básico. Sólo la emoción nos permite avanzar, nos da ganas de levantarnos por las mañanas, de actuar; nos permite hacer cosas e ir en la dirección que nos conviene. La emoción provoca aislamiento o vida social, es la fuente de todas nuestras decisiones, nace antes del pensamiento porque es su madre, nace antes del gesto porque es su padre. Pero ¿quién creó las emociones? ¡La emoción madre y la emoción padre!

En efecto, la emoción del placer es la que nos empuja a elegir un plato concreto en el restaurante. ¡Obsérvate! Sin emociones ¿para qué ibas a ir a tal fiesta o con tal amigo? La idea de volver a ver a alguien crea –por anticipado– sensaciones de alegría o de molestia. En función de qué compras un libro o no. A veces, no ir a una cena puede ser peor que ir a pasarlo mal y acabas yendo –sabiendo lo mal que te lo vas a pasar– porque no ir te hará sentir culpable. Así pues, hay dos motores:

☆ Ir hacia o mantener una emoción positiva.

☆ Alejarse de una emoción negativa o eliminarla.

En resumen: ¿qué harías sin el motor emocional? Que seas consciente de ello no cambia nada. ¿Qué acto de la vida o qué actitud se basa en otra cosa que no sea la emoción?

¿Podemos actuar realmente con total sangre fría?

Podemos otorgar a nuestros primos animales el mismo movimiento interno, una vida emocional. Deseo de comer, de tener un techo y, cuando la impregnación hormonal está a tope, los machos se ven empujados a buscar hembra para reproducirse, peleando entre ellos si es necesario. El miedo llega cuando aparece el predador. Algunos, los más audaces, dirán que en el reino vegetal también hay emociones. Basta con que definamos lo que expresa el término emoción.

LAS EMOCIONES TRADUCEN, A NIVEL CONSCIENTE, LO QUE SE VIVE A NIVEL BIOLÓGICO CELULAR.

Porque la emoción tiene como tarea traducir una función biológica satisfecha (plenitud, alivio, descanso...) o insatisfecha (agresión, frustración, hambre...). Es en ese sentido que escribo: «la emoción es la gasolina que mueve el motor». ¡Mira a tu alrededor! ¡Mírate! Sin emoción no hay vida. Y sin vida no hay emoción. Para mí es, a la vez, el bien más preciado y el más vilipendiado, renegado, minimizado y despreciado. Sinónimo de debilidad, se reserva a los profesionales de la emoción, artistas de todas clases, románticos, cantantes, cineastas, músicos... Porque para la gente seria (la mayoría de los adultos) eso no es razonable, uno no puede andar conmoviéndose en sociedad; esas cosas se hacen por procuración.

Es decepcionante, tristísimo y lamentable. Una verdadera pena. El corazón se me parte en dos y me subo por las paredes, me muerdo la boca, y en el alma se extiende una melancolía espesa como la niebla de otoño sobre el puerto de Londres.

Lo que nos hace vivir, lo que nos hace morir. Sí, decir lo que nos gusta y lo que nos hace sufrir.

BUENO, Y AHORA ¿QUÉ ES LO REALMENTE IMPORTANTE PARA MÍ?

ESCRIBO TODO LO QUE QUIERO

★ RECORDATORIO ★

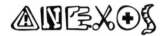

EL PAÑUELO

Un niño pequeño se pasea por el gran terreno de juegos que es la naturaleza. Esa mañana está solo, camina. A su alrededor ve árboles, mariposas. Algunas nubes por encima de los árboles tamizan la luz del alba. Los rayos capturados por las gotitas de rocío brillan y entonan la suave música de la naturaleza a través de sus colores, de cantos de pájaro, de alas que baten. Esa música y esa luz se entrecruzan en un tejido mágico, único. El niño contempla todo eso, el maridaje fecundo entre el brillo y la armonía del mundo, como los hilos que se entrecruzan para formar un tejido hecho de dulzura, de música y de luz. El niño observa un trozo de ese tejido, cuyo vuelo recuerda la hoja que cae del árbol, el vuelo de la mariposa y, cuando el recorrido de ese objeto termina en el sol, entonces descubre un pañuelo sobre la hierba.

El niño recoge el pañuelo, mágico, y tocándolo un momento, pasa algo en su interior que ni se hubiera podido imaginar el instante precedente; es como si un gemido subiera por su garganta desde lo más profundo de su interior, como un escalofrío que recorre el cuerpo por completo y que viene de lejos, de muy lejos, de lo más escondido de cada una de sus células. El gemido sube hasta su cara para ser recogido por el pañuelo mágico; por fin sus lágrimas empapan el pañuelo maravilloso. Cuanto más llora mejor se siente, más libre y más ligero. Al cabo de unos minutos, el pañuelo, el tejido, absorbe todas las lágrimas, todos los llantos, todos los gemidos, todos los escalofríos, como si fuera una esponja, todo capturado por aquel mágico pañuelo. El niño se siente entonces feliz, pero con una felicidad diferente a las anteriores, una felicidad que no ha conocido nunca. El pañuelo es su amigo, su confidente; ese pañuelo acoge todas sus emociones y sus lágrimas, sus penas y también su ira. En esos momentos podría haber mordido el pañuelo de rabia. Cuando esté muy triste o muy enfadado, podrá apretar el pañuelo con sus manos. Ese pañuelo mágico, esa maravilla, absorbe y trasforma todas las emociones, profundamente.

Pero la historia no se acaba aquí porque, en el tendedero, el pañuelo colgado con sus dos pinzas tiene dos secretos. Cuando aceptas tomarlo como amigo y confidente, entregando todos tus secretos y sentimientos, pasa algo particular.

Lo que quiero decir es: un día otro niño coge el pañuelo cuando está sereno, feliz y tranquilo, libre de tensiones; al acercarse el pañuelo a la oreja, éste le dice una cosa importante: «Esta mañana voy a decirte un secreto. Escucha, puedes oírlo… muy lejos o muy cerca…». El niño oye las palabras y las guarda dentro de sí, las inscribe en su alma, para seguir siendo feliz ahora y en el futuro.

Y el pañuelo tiene un segundo mensaje, el niño no sabe cómo se lo ha confesado, pero lo siente. Se lleva el pañuelo a la otra oreja y éste le dice que el mensaje no es para él, sino para el resto de gente que va a conocer en su vida, para todos los que lo van a rodear en el futuro y lo que les tendrá que decir, a través de su vida, de su sonrisa, de la música misma, de los silencios y de la luz de las palabras, eso es lo que los demás oirán…

Sí, todo niño crece con dos mensajes, con dos secretos, esas dos palabras en cada instante presente, siempre poderosas, afables y simples. El niño crece y el pañuelo se multiplica, pero los secretos estarán siempre dentro de cada pañuelo. Siempre tendrán cosas que decirte. Así que tómate el tiempo de escuchar, de escucharte, de acoger y dejarte acoger; tómate el tiempo de descubrir, de descubrirte, como un soplo, una respiración; es bien simple, deja que las cosas pasen, deja que se abran…

En este momento, en ti hay algo que siempre ha estado, que continúa, una cosa muy sutil, valiosa como una joya. Te dejo unos segundos contigo mismo, ahora tienes el resto de tu vida para vivir esto…

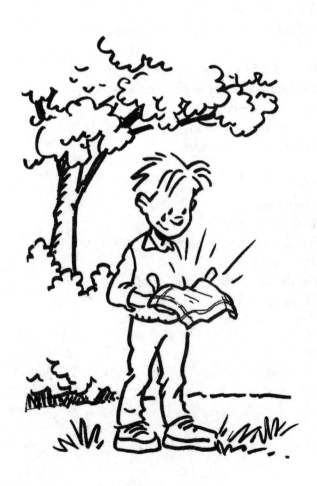

EL ALMA DEL NIÑO ES UN DIAMANTE PURO

El hilo de nuestra vida
se teje cada día
sobre la trama del tejido universal.

El seno de la creación
ha nutrido cada célula de mi cuerpo
de donde sube, gozoso,
el glorioso reconocimiento de sentirme amado...

He dejado que la flauta
pronuncie tu nombre
porque sólo el viento conoce tu morada.

El alma del niño es diamante puro
cuya eclosión consume el polvo del pasado,
los recuerdos, las heridas,
para no dejar sino intacta
la intimidad con el instante.

¡Vamos!
Ayer ya no es.
Mañana no ha llegado.
El año nuevo es una joven novia
que avanza hacia ti.
Pétalos de flores como único vestido.
¿Estás listo para ella?

EL INCONSCIENTE ES COMO UN NIÑO ¡QUE HACE LO CONTRARIO DE LO QUE SE LE PIDE!

Gracias a tu inconsciente, como al de la Tierra, por ser y haber hecho todo lo que ha hecho y continuará haciendo. Es perfecto. Te ha traído hasta hoy sano y salvo, te ha permitido respirar durante el sueño, digerir los alimentos y guiar los nutrientes hasta cada célula de tu cuerpo. En cada segundo de tu vida, hace miles de cosas.

En ocasiones, desde luego, es difícil de comprender y puede parecer un niño pequeño que acaba haciendo lo contrario de lo que se le dice pero, de este modo, se posiciona y existe.

Por ejemplo, una chica rechaza su propio embarazo tras haberlo deseado ardientemente. Un día se da cuenta de su sabiduría inconsciente. Su abuela murió de parto; el inconsciente de la mujer no quiere que le pase lo mismo. Entonces, si parir = morir, no estar embarazada = vivir. Por lo tanto, el inconsciente tenía razón, sus razones, claro, pero las tenía.

Un chico está sorprendido por sus acúfenos, con lo mucho que le gustaba la música y la conversación con sus amigos, ahora ha desarrollado una dolencia realmente molesta. ¡Pues no! Los acúfenos se parecen mucho a la voz de su madre y aparecieron justo cuando ella murió. Así, mientras hace su período de duelo, es decir, cuando consigue reconectarse consigo mismo, los acúfenos le permiten oír la voz de su madre. Para el inconsciente, ésta es la mejor forma de no sufrir. Llena el silencio y el vacío con la tranquilizadora voz materna.

Nuestro inconsciente hace exactamente lo que se le pide, o lo que *un día se le pidió*. Y ahí está el problema: en el desfase temporal. *Nos adapta a un momento que ya no está.*

Cuando niño, yo tenía miedo de un perro enorme, un san Bernardo gigantesco, para el niño pequeño que yo era, que me buscaba para jugar; en la actualidad, ese mismo perro me parece simpático y además su presencia me resulta tranquilizadora.

Aunque no haya hecho nada, mis actualizaciones no son sino adaptaciones al pasado, por eso sigo temiendo a los perros en general, cosa que puede resultar aceptable en un niño que se ve en peligro, pero que resulta ridículo en un adulto.

Y es que abandonamos la infancia cargando con todas sus heridas y nos paseamos por la tierra con nuestra memoria a cuestas, para descubrir el mundo. Esta memoria que ya no tiene sitio en el presente, que hace de pantalla entre la novedad de cada instante y nuestra conciencia. ¿Estamos preparados para mirar de cara a nuestro pasado, para asistir a la película de nuestra vida y descubrir nuestra historia real e inconsciente?

Sí, nuestro inconsciente sólo quiere lo mejor para nosotros, proyecta fuera lo que está pasando por dentro; así, de todas formas, estamos siempre en el cine de nuestra vida, de algún modo. ¡Por qué no vamos ya de una vez por todas! Para poder conocer lo real, en un contacto inmediato, fresco, como la primera mañana de la creación, inédito, rico en nuevas formas de vida, para aprender nuevas percepciones desconocidas.

El inconsciente quiere lo mejor, el inconsciente interior, como el exterior, allá donde se encuentra lo que pasa inadvertido para la conciencia, lo que no somos capaces de ver, de oír, de saber, sí, el saber exterior inconsciente, todo lo que las experiencias de la vida pueden ofrecernos, sin que se estrellen contra el muro de las certezas, de la memoria.

Esto es lo que te deseo en este instante de vida.

ALEGATO PARA LA EXPRESIÓN

Hay muchas cosas que te quiero decir,
todas las cosas que te voy a decir
¿puedes oírme
al otro lado de la pared
de este vientre redondo,
padre mío?

Emociones de alegría, de gratitud
para decírtelas tiernamente,
¿pero me puedes oír

al otro lado de tus sueños
con tu cabeza en mi almohada,
marido mío?

Sí, tantas palabras por compartir,
palabras de deseo y miedo,
palabras que mi corazón no ha dicho,
pero ¿puedes oírme
al otro lado de nuestra rutina
con el corazón solo,
hijo mío?

Tanto y más guardado
por pudor o por miedo,
por no mostrarse frágil
¿cómo vas a oír mi voz
cuando tu alma está fuera del cuerpo,
pequeño mío?

Todas las cosas no dichas, este desconcierto
por ignorancia o por orgullo
¿podemos hablarnos aún
con el abogado a la vera
y la ley en la mano,
podrás un día escucharme
a mí a quien crees enemigo?

Todas esas palabras abortadas,
esos poemas abortados,
palabras de amor sin amor,
quisiera inflamarlos
con el ardiente fuego de la pasión
y que cada palabra hable de amor por amor,
sin ninguna otra emoción,
porque no tendré más tiempo
cuando mi cuerpo se duerma en la parca.

¿PUEDES, SENCILLAMENTE, ESCUCHARME?

Cuando pido que me escuches y te pones a vomitarme consejos, no estás haciendo lo que te he pedido.

Cuando te pido que me escuches y me preguntas por qué siento como siento, te burlas de mis sentimientos.

Cuando te pido que me escuches y te pones a hacer tus cosas para resolver tus problemas, me faltas al respeto, por raro que te parezca.

¡Óyeme! Todo lo que te pido es que me escuches. No que me hables, ni que hagas cosas. Solamente te pido que me escuches.

Los consejos son baratos. Por cuatro euros tengo el periódico, el Hola y el horóscopo.

Puedo actuar por mí mismo, no soy impotente, quizás un poco desanimado o dubitativo, pero no impotente.

Cuando haces algo por mí, algo que puedo hacer yo mismo y que necesito, contribuyes a amedrentarme, acentúas mi inadecuación.

Pero cuando aceptas, como un simple hecho, que siento lo que siento (poco importa que sea o no racional), puedo dejar de intentar convencerte y puedo empezar a comprender lo que hay detrás de esos sentimientos irracionales. Cuando se tienen las cosas claras, las respuestas se vuelven evidentes y ya no necesito consejos.

Los sentimientos irracionales resultan inteligibles cuando comprendemos lo que hay detrás de ellos.

Quizás por eso rezar les funciona a algunos, porque Dios es mudo y no da consejos. No intenta arreglar las cosas. Simplemente escucha y deja que los problemas se resuelvan por sí mismos.

Por lo tanto, te ruego que me escuches, que me oigas.

Y si quieres hablar, espera un momento y entonces yo también te escucharé.

Autor indio anónimo

IDEAS DE LIBROS, IDEAS DE PELÍCULAS

Bibliografía y filmografía

CD:

2 CD de audio de metáforas, C. Flèche, ed. Le Souffle d'Or:
Histoires à déclics
Histoires à ouvrir

LIBROS

Le souffle des dieux (B. Werber)
Le Roy se crée (C. Flèche)
Les ouvrages de Laborit
Le joueur d'échec (S. Zweig)

PELÍCULAS

El efecto mariposa
Sale môme
Mafia blues (1 y 2)
Oui, mais…
Lola
Yes man
Shine
Pour le pire et pour le meilleur
Self-control
Le guerrier pacifique
Mon oncle d'Amérique
El show de Truman

ALGUNOS AMIGOS

Agradecimientos

Aurélia Flèche
Pierre Olivier Gély
Patrick Chevalier
Francesco Basile
Alain Moenaert
Pierre Alexandre Flèche

NOTAS

1. Cf. la revista Psycho et cerveau, n.° 35.
2. Cf. anexo: Alegato para la expresión.
3. Cf. Anexo: El pañuelo.
4. Cf. Anexo: «¿Puedes, sencillamente, escucharme?»
5. Cf. introducción de este libro.
6. La ampolla rectal es la sección del recto situada en la parte peritonizada (por encima) y el canal anal (por debajo). En la superficie de la ampolla rectal se hallan tres depresiones constantes cuando la ampolla está vacía (una a la derecha y dos a la izquierda).
7. El estadio oral es un período de sexualidad infantil descrito por Freud, durante el cual la zona erógena privilegiada es la esfera bucal y esofágica, esencialmente en relación con el placer de la succión.
8. Freud sitúa la etapa del complejo de Edipo entre los tres y los cinco años. De manera esquemática, se puede definir como el deseo de la muerte o desaparición del padre del mismo sexo que el niño, porque se siente pareja del otro progenitor.
9. (Texto de Béatriz Berge).
10. Ejercicio inspirado en el libro de E. Tollé, Nouvelles Terres.
11. Estas preguntas pueden adaptarse a cada persona y situación, no tienen que ser exactamente las mismas.

ÍNDICE